全国医药中等职业教育护理类专业“十二五”

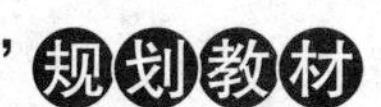

医护化学

主　编　郑明金　魏剑平

中国医药科技出版社

内容提要

本书是全国医药中等职业教育护理类专业“十二五”规划教材之一，依据教育部教育发展规划纲要等相关文件要求，根据《医护化学》教学大纲的基本要求和课程特点编写而成。

全书共分为12单元，分别介绍了绪论，卤素，物质结构和元素周期律，溶液，电解质溶液，有机化合物概述，烃，醇、酚和醚，醛、酮和羧酸，酯和油脂，糖类，氨基酸和蛋白质。

本书适合医药卫生中等职业教育相同层次不同办学形式教学使用，也可作为医药行业培训和自学用书。

图书在版编目（CIP）数据

医护化学/郑明金，魏剑平主编．—北京：中国医药科技出版社，2013.8
全国医药中等职业教育护理类专业“十二五”规划教材

ISBN 978-7-5067-6194-9

Ⅰ.①医…　Ⅱ.①郑…　②魏…　Ⅲ.①医用化学-中等专业学校-教材　Ⅳ.①R313

中国版本图书馆CIP数据核字（2013）第109735号

美术编辑　陈君杞
版式设计　郭小平

出版　中国医药科技出版社
地址　北京市海淀区文慧园北路甲22号
邮编　100082
电话　发行：010-62227427　邮购：010-62236938
网址　www.cmstp.com
规格　787×1092mm 1/16
印张　10 1/4
彩插　1
字数　213千字
版次　2013年8月第1版
印次　2018年7月第3次印刷
印刷　三河市百盛印装有限公司
经销　全国各地新华书店
书号　ISBN 978-7-5067-6194-9
定价　24.00元

本社图书如存在印装质量问题请与本社联系调换

全国医药中等职业教育护理类专业“十二五”规划教材 建设委员会

主任委员　刘贞明（山东省莱阳卫生学校）

副主任委员　（按姓氏笔画排序）

尤　康（成都大学中职部）

毛如君（天水市卫生学校）

李智成（山东省青岛卫生学校）

邵兴明（重庆市医科学校）

郑明金（山东省青岛第二卫生学校）

钟　海（四川护理职业学院）

符史干（海南省卫生学校）

颜　勇（毕节市卫生学校）

委　　员　（按姓氏笔画排序）

于全勇（山东省莱阳卫生学校）

文宇祥（重庆市医科学校）

王建鹏（四川护理职业学院）

刘忠立（山东省青岛卫生学校）

吴文敏（成都大学中职部）

沈　珣（贵州省人民医院护士学校）

陈天泉（天水市卫生学校）

姜瑞涛（山东省青岛第二卫生学校）

常平福（定西市卫生学校）

黎　梅（毕节市卫生学校）

秘 书 长　吴少祯（中国医药科技出版社）

办 公 室　浩云涛（中国医药科技出版社）

赵燕宜（中国医药科技出版社）

顾　　问　陈锦治（中华预防医学会公共卫生教育学会职教分会）

编委会 《医护化学》

主　编　郑明金　魏剑平

副主编　李世杰　谢美红　江秋志

编　者（按姓氏笔画排序）

马俊英（天水市卫生学校）
师彬彬（西双版纳职业技术学院）
江秋志（山东省青岛卫生学校）
孙秀明（山东省莱阳卫生学校）
李世杰（山东省青岛第二卫生学校）
邱承晓（山东省莱阳卫生学校）
郑明金（山东省青岛第二卫生学校）
接明军（山东省莱阳卫生学校）
谢美红（山东省莱阳卫生学校）
谢德琼（四川护理职业学院）
薛全振（山东省莱阳卫生学校）
魏剑平（天水市卫生学校）

编写说明

随着《国家中长期教育改革发展纲要(2010～2020年)》的颁布和实施,职业教育更加强调内涵建设，职业教育院校办学进入了以人才培养为中心的结构优化和特色办学的时代。为了落实国家职业教育人才培养的“德育优先、能力为重、全面发展”的教育战略需要，主动加强教育优化和能力建设，实现医药中职教育人才培养的主动性和创造性，由专业教育向“素质教育”和“能力培养”方向转变，培养护理专业领域继承和创新的应用型、复合型、技能型人才已成为必然。为了适应新时期护理专业人才培养的要求，过去使用的大部分中职护理教材已不能适应素质教育、特色教育和创新技能型人才培养的需要，距离以“面向临床、素质为主、应用为先、全面发展”的人才培养目标越来越远，所以动态更新专业、课程和教材，改革创新办学模式已势在必行。

而当前中职教育的特点集中表现在：①学生文化基础薄弱，入学年龄偏小，需要教师给予多方面的指导；②学生对于职业方向感的认知比较浅显。鉴于以上特点，全国医药中等职业教育护理类专业“十二五”规划教材建设委员会组织建设本套以实际应用为特色的、切合新一轮教学改革专业调整方案和新版护士执业资格考试大纲要求的“十二五”规划教材。本套教材定位为：①贴近学生，形式活泼，语言清晰，浅显易懂；②贴近教学，使用方便，与授课模式接近；③贴近护考，贴近临床，按照实际需要编写，强调操作技能。

本套教材，编写过程中还聘请了负责护士执业资格考试的国家卫生和计划生育委员会人才交流服务中心专家做指导，涵盖了护理类专业教学的所有重点核心课程和若干选修课程，可供护理及其相关专业教学使用。由于编写时间有限，疏漏之处欢迎广大读者特别是各院校师生提出宝贵意见。

全国医药中等职业教育护理类专业
“十二五”规划教材建设委员会
2013年6月

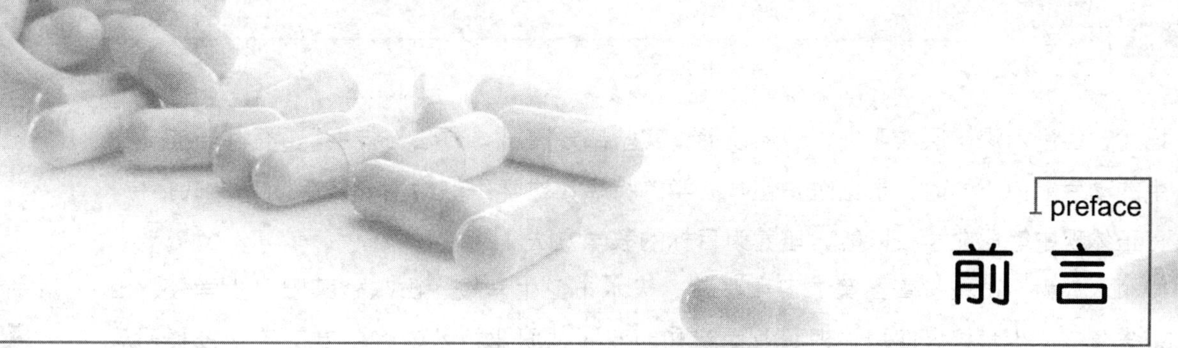

preface

前言

《医护化学》是中等卫生职业学校护理、涉外护理、助产、口腔工艺技术、医学影像技术等专业的一门文化基础课程。为了落实《国务院关于大力推进职业教育改革与发展的决定》提出的“积极推进课程改革和教材改革，开发和编写反映新知识、新技术、新工艺和新方法，具有职业教育特色的课程和教材”的精神，本教材以“面向21世纪职业教育课程改革和教材建设规划”为指导，依据“以服务为宗旨，以岗位需求为导向”的卫生职业教育办学指导方针，以卫生中等职业教育的培养目标为依据，以全面提高中等卫生职业学校学生的整体素质为基础，遵循“实用为本，够用为度”的原则，尽量做到思想性、科学性、先进性、启发性和实用性相结合，努力体现适合于中等卫生职业教育所必需的化学基础知识、基本理论和基本技能。同时教材注重化学基本知识、化学原理与医护专业实际相结合，关注理论知识在医护实践和生活中应用的介绍，旨在让学生接受教育、增长知识的同时，全面提高学生的科学文化素养、职业能力，为今后专业知识的继续深造打下广泛而坚实的基础。

本教材对基本知识点的描述，力求做到通俗、严谨和科学；对现代知识面的拓宽，体现贴切、启发和有趣味；对医护化学知识，要求根据学生的具体实际水平，讲究层次性。

本教材主要供3年制普通护理、涉外护理、助产、口腔工艺技术等专业教学使用，总学时为54学时，其中基础模块教学36学时，选修模块教学18学时（用※标记）。基础模块是本课程的必修内容，专业选修模块是根据专业特点和学生的知识水平的选学内容。目的是以教材建设来推动学校基础课教学的改革，把卫生职业人才必备的化学基础知识、基本理论和基本技能有机地结合在一起，让学生初步理解和掌握医护专业必备的化学基础知识、基本理论和基本技能。

在教学内容的编写中，每单元新课的开始，利用要点导航提出本单元的要点目标，授课中配以课堂互动和知识链接等形式，注重引入医护工作实际中常用的化学知识，真正体现化学在医护领域中的应用。让学生带着目标、伴着激情和兴趣投入到学习中去，既提高了学习兴趣，又拓宽了知识面。

本教材的基本知识和基本理论部分以学生的已有认知为前提，突出了对知识点的描述，由浅入深，层次明确，通俗易懂；实验部分突出“方法与技能”，有利于提高学生的动手能力。同时，根据医护化学教学的特点，对学生的学习方法给予启发式指导，真正体现中等职业学校以能力培养为目标的教学方法。

本教材由山东省青岛第二卫生学校、天水市卫生学校、山东省莱阳卫生学校、山东省青岛卫生学校、四川护理职业学院和西双版纳职业技术学院中专部等学校长期从事《医护化学》教学的教师编著，并得到参编学校的大力支持，在此表示感谢！同时，对本书所引用的参考文献的原作者表示衷心的感谢！

由于编者水平和编写时间所限，教材中的错误与不当之处在所难免，敬请使用本教材的同行和读者批评指正，以便修订与完善。

编者

2013 年 3 月

contents

目录

第一单元 绪 论

要点导航

掌握医护化学的学习方法。

理解化学与医学的关系。

了解化学研究的对象。

一、化学研究的对象

化学是在原子和分子水平上研究物质的组成、结构、性质及其变化规律与应用的一门科学。我们周围的物质世界是化学物品和化学材料的世界，物质是人类赖以生存的基础，人类进步的物质基础是天然的和人造的化学物质。因此，化学是人类用以认识和改造物质世界的主要方法和手段。在化学学科本身发展的过程中，也推动着其他学科的发展，并相互渗透。根据化学研究的范围不同，可以分成无机化学、有机化学、分析化学、物理化学和生物化学等不同的分支学科。无机化学是研究无机物的组成、结构、性质和无机化学反应与过程的化学；有机化学是研究碳氢化合物及其衍生物的化学；分析化学是研究物质的成分和含量的化学；物理化学是研究化学反应机制、反应中的能量变化和反应速率理论及物质结构的化学；生物化学是研究有机体生命过程的化学。其中无机化学和有机化学是医护化学学习的重要内容。

二、化学的发展史

化学历史的发展，大致可以分为古代化学、近代化学和现代化学 3 个时期。

古代化学时期（17 世纪中叶以前），化学的发展是以实用为目的，化学知识来源于具体工艺过程的经验。这一时期化学还未成为一门科学，其主要特点是实用性、经验性和零散性。主要包括炼丹术、炼金术以及医药化学的萌芽。

秦汉之际炼丹术极其盛行，炼丹家企图在炼丹炉中炼出长生不老之药或贵重金属如金、银等。炼丹家有目的地将各种物质进行搭配烧炼，在其过程中使用了燃烧、煅烧、蒸馏、升华、熔融、结晶等，同时也了解了很多物质的性质。这实际上也是进行科学实验的雏形。

到了 16 世纪，欧洲工业生产逐渐发展，有力地推动了化学的发展。

近代化学时期（17 世纪中叶至 19 世纪末），化学真正被确立为一门独立的科学。随着资本主义生产的迅速发展，积累了物质变化的新知识。从 1661 年玻意耳提出科学元素说，1777 年拉瓦锡提出了燃烧的氧化学说，1827 年道尔顿建立了原子论，1811 年，阿伏伽德罗提出分子假说，1869 年门捷列夫的元素周期律，19 世纪下半叶，将物理学中的热力学理论引入化学后，从宏观角度解决了许多有关化学平衡的问题。这一时期是一个大发展的阶段，化学结构的原子价键理论以及借助于物理学的成就而建立起来的物理化学理论等，都推动了无机化学、有机化学、分析化学和物理化学四大基础学科的相继建立。化学实现了从经验到理论的重大飞跃，化学真正被确立为一门独立的科学，并且出现了许多分支。

现代化学时期（20 世纪以来）无论在化学的理论、研究方法、实验技术以及应用等方面都发生了深刻的变化。X 射线、放射性和电子是 19 世纪末的三大发现，打开了原子和原子核的大门，使化学家能够从微观的角度和更深的层次上来研究物质的性质和化学变化的根本原因。化学又衍生出许多分支，例如高分子化学就是一门迅速发展起来的化学分支，三大人工合成工业（橡胶、塑料和纤维）成为人类物质生活中不可缺少的部分。因此，系统地研究高分子的结构、功能、合成、生产等，就形成了高分子化学。

人工合成的高分子材料只是材料的一部分，还有无机合成材料、复合材料以及适应特殊需要的具有光敏、导电、光导、耐压、耐热或苛刻条件下的稳定性等特殊性能的材料，于是就很自然地形成了材料化学、合成化学等分支。

从化学的分支来看，其重要特征是边缘学科较多，例如生物化学、环境化学、材料化学、元素有机化学、药物化学等。从研究内容来看，人们希望从物质的结构、性质、组成三者的相互关系，从微观的角度利用已有的理论和现代测试仪器从更深的层次研究化学运动的规律。

合成各种物质是化学研究的主要目的之一，胰岛素、活性蛋白质、血红素和核酸的合成，为有机物、高分子化合物、生命物质的合成和探索生命科学提供了发展方向。

我国率先合成了具有生物活性的蛋白质——结晶牛胰岛素和酵母丙氨酸转移核糖核酸，并完成了猪胰岛素晶体结构的测定，在人类揭开生命奥秘的历程中向前迈进了一大步。2000 年，我国科学家加入了国际人类基因组计划，为在 21 世纪完全能将 10 万条基因分离，了解其结构与功能，为人类彻底认识生命本质、开展基因治疗、攻克癌症等作出应有的贡献。

三、化学与医学的关系

化学的发展从来都是与医学的发展相互融合、相互伴随的。一方面，医学的发展要求基础学科化学为其发展提供发展的理论、技术和物质基础，促进化学不断研究新的药物、发展新的工艺技术；另一方面，化学的发展又为医学的发展提供了技术和物质保障，新的药物和新的工艺促进了医学的进一步发展。医学研究的主要对象是人体，而人体各种组织是由蛋白质、脂肪、糖类、无机盐和水等物质组成，其中包含着由几十种化学元素构成的上万种物质。人体的生命活动如呼吸、消化、排泄、循环以及各种器官的活动等，都伴有体内的化学变化。例如，研究生命活动的生物化学就是从无机化学、有机化学和生理学发展起来的。医学的主要任务是研究人体中生理、心理和病理现象的规律，从而寻求预防和治疗疾病的有效方法，以保障人类健康。

医学研究的目的是防病、治病，为人类的健康服务，预防和治疗疾病主要依靠药物，用药物来调整因疾病而引起的种种异常变化，而药物的药理作用与药物的化学结构和化学性质有关。药物是人类战胜疾病的重要武器，利用药物治疗疾病是化学对医学和人类文明的重大贡献之一。现代化学的发展，为药物的发展开辟了一个崭新的天地，依靠化学，可以研究药物的组成、结构，从本质上认识药物，进而在工厂里大规模的合成药物。当今，合成药物已达几千种，95%来自化学合成。没有化学就没有现代药物，就不会有现代医学。临床上用的生理盐水是9g/L的氯化钠溶液，治疗低钾血症用的是氯化钾等。钙是人体必需元素，钙的缺乏将造成骨骼畸形、手足抽搐、骨质疏松等许多疾病，儿童与老人常需要补钙。

临床上为了帮助诊断疾病，常运用化学原理和化学方法对血、尿、胃液进行医学检验。例如尿中葡萄糖、丙酮含量的测定为糖尿病的诊断提供科学依据。在医护工作中经常用到药物溶液的配制、预防医学和卫生监测等，都要用到丰富的化学知识。随着医学科学的发展，人造器官、血管、皮肤、代血浆等在临床的应用，放射性核素疗法的广泛应用，分子生物学、分子生理学、分子遗传学不断取得新进展，更加密切了化学与医学的联系。

因此，对于中职学校医护专业学生来说，化学既是一门文化基础课，又是一门重要的医学基础课。为进一步学习生物化学、生理学、病理学等医学基础课必须掌握必要的化学基础知识。

四、学习要求与方法

医护化学的主要内容包括化学基本概念、基本理论、常见化合物的结构、性质和应用，基本化学计算和化学实验基本操作等。根据医护化学的知识结构特点，要学习好化学，虽然没有捷径可循，但要注意科学的学习方法。

第一，要准确、牢固地掌握化学基本概念、基本知识和基本技能，就要根据每个单元的要点导航，学会课前预习。在课堂上带着问题，紧跟教师思路，从教师的讲解中学会问题的提出和解决方法、实验现象的分析以及如何归纳得出结论等科学的学习方法。

第二，在学习过程中，要在理解的基础上加强记忆，在记忆的基础上加深理解，理解才能提高，才能自我进行分析、比较、归纳和总结。同时，要重视化学实验操作与实验现象和实验结果的分析，珍惜和利用学校实验条件，培养自己的动手能力、观察、记录、分析和解决问题的能力。要养成预习看书、专心听课、动手实验、总结归纳和做题巩固，循序渐进的学好化学这门课程。

第三，学会用辩证唯物主义的观点来认识和理解与化学有关的各种自然现象和物质运动的变化规律，正确运用化学语言进行表述有关的化学问题。掌握化学实验的基本操作技能，增强科学探究意识，提高实践能力。在掌握化学基础知识、基本概念、基本理论和常见元素及其化合物的性质的基础上，解释和解决一些化学问题，尤其是与医护工作密切相关的化学问题，形成理论联系实际的科学作风。

（郑明金）

※第二单元 卤 素

要点导航

掌握氯气的化学性质。

掌握卤族元素性质的递变规律与其原子结构的关系。

了解Cl^-、Br^-、I^-离子的检验。

了解卤素及其重要化合物在医护工作中的应用。

化学上把位于周期表中的ⅦA族的氟（F）、氯（Cl）、溴（Br）、碘（I）、砹（At）5种元素，称为卤族元素，简称卤素。卤素的希腊文原意是成盐元素，因为它们都能与金属直接化合生成典型的盐。卤素在自然界中分布广泛，一般以卤化物的形式存在，如海水、盐矿中均含有丰富的NaCl、KCl等氯化物；少量的溴化物常与氯化物共存；碘主要存在于海水和海洋生物中；砹是一种放射性元素，在自然界中含量很少。

卤素在人体中起到重要作用，如氟是人体必需的微量元素，以氟离子形式结合在牙齿和骨骼等硬组织中。适量的氟对维持牙齿和骨骼的化学稳定性和机械强度有一定的作用。据研究证明，氟在骨骼和牙釉质中能使羟基磷灰石转变成氟磷灰石，所以能提高抗龋齿能力，增加骨骼的硬度。缺氟时，儿童易发生龋齿。如长期摄入氟的量过多，牙釉质会出现黄褐色或黑色斑点，形成氟斑牙，容易破碎或脱落。氟摄入量过多，还能使骨骼发育畸形，关节强直，腰腿疼痛，出现氟骨症。

氯离子是体液中存在的主要阴离子，大都分布在细胞外液，其与钠离子、钾离子、磷酸氢根离子等共同维持体液的渗透压和酸碱平衡。

溴在人体各组织中都有存在，它在体内的生理功能尚不清楚，但已知的溴化物，如NaBr和KBr，能增强大脑皮层的抑制过程，有镇静和催眠作用。常用于治疗神经衰弱。

碘是人体必需的微量元素，碘主要存在于甲状腺中，参与甲状腺激素的合成，是甲状腺激素的组成成分，甲状腺激素的生理功能都与碘有关。缺碘会引起地方性甲状腺等疾病，现在使用的加碘食盐解决了某些地区的缺碘问题。

第一节 氯 气

一、 氯气的物理性质

氯分子是双原子分子，分子式为Cl_2。

通常情况下，氯气是黄绿色气体，密度约为空气的2.5倍。氯气能溶于水，常温下1体积水约能溶解2体积氯气，氯气的水溶液称为氯水。

氯气有毒，并有强烈的刺激性气味。吸入少量氯气会使鼻、喉等处黏膜受到刺激而引起胸部疼痛和咳嗽，吸入大量氯气会中毒致死，故使用和保管氯气时要注意安全。在实验室闻氯气时，应用手轻轻在氯气瓶口扇动，只让极少量氯气吸入鼻孔。

二、氯气的化学性质及用途

氯原子的最外电子层上有7个电子，易得到1个电子形成-1价的阴离子，所以氯气的化学性质很活泼，常用作氧化剂。它能与许多金属、非金属直接化合，也能与水和碱反应。

1. 氯气与金属反应

氯气几乎能与所有的金属直接化合，生成金属氯化物。例如金属钠能在氯气中剧烈燃烧，生成白色的氯化钠晶体。

$$2Na + Cl_2 = 2NaCl$$

氯气还能与铁、铜、锡等金属反应，生成相应的氯化物。但常温下干燥的氯气不与铁作用，故可将氯气贮存在钢瓶中。

2. 氯气与非金属反应

氯气也能与许多非金属直接化合。例如，常温下氯气能与氢气缓慢化合，在光照下或加热至250℃时，会迅速化合而发生爆炸，纯净的氢气点燃后在氯气中燃烧，这些反应都生成氯化氢气体。

$$H_2 + Cl_2 \xlongequal{\text{光照}} 2HCl$$

氯化氢气体极易溶于水，0℃时1体积水能溶解500体积氯化氢。习惯上将氯化氢的水溶液称为盐酸。人体胃液中含有少量的盐酸，是消化食物所必需的。

氯气与磷在点燃时反应，与硫化合比较困难，与氧、氮、碳等非金属不能直接化合。

3. 氯气与水反应

氯气溶于水形成氯水，氯水中溶解的部分氯气能与水反应，生成盐酸和次氯酸。

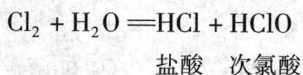

$$Cl_2 + H_2O = \underset{\text{盐酸}}{HCl} + \underset{\text{次氯酸}}{HClO}$$

次氯酸中氯元素的化合价容易降低，这种化合价容易降低的性质称为氧化性，有氧化性的物质称为氧化剂。次氯酸就是一种强氧化剂。它能杀死水中的细菌，所以在饮用水中通入氯气（1L水中大约通入0.002g氯气）可起消毒杀菌作用。次氯酸还能使染料和有机色物质氧化成无色的化合物而褪色，故用作布匹和纸浆等物质的漂白剂。

例如，湿润的有色布条在氯气中很快褪色，而干燥的有色布条在氯气中却不褪色。这说明起漂白作用的是次氯酸，而不是氯气本身。

次氯酸不稳定，容易分解放出氧气。当受日光照射时，次氯酸的分解速度加快。

$$2HClO = 2HCl + O_2$$

因此，新制的氯水有消毒和漂白作用，久置的氯水会失去这种作用。

4. 氯气与碱反应

氯气与碱溶液反应，生成相应的氯化物和次氯酸盐。次氯酸盐比次氯酸稳定，容易保存。工业上常用氯气和消石灰作用制取漂白粉（也称含氯石灰），反应的化学方程式为：

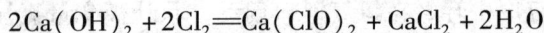

$$2Ca(OH)_2 + 2Cl_2 = Ca(ClO)_2 + CaCl_2 + 2H_2O$$

漂白粉是次氯酸钙和氯化钙的混合物，带有氯气气味，它的有效成分是次氯酸钙，在光照或受热时容易分解产生次氯酸。将漂白粉放入水中，在空气中二氧化碳的参与下也能生成次氯酸，因此漂白粉具有漂白作用。若在漂白粉水溶液中加入少量盐酸或硫酸，则会产生大量次氯酸，使漂白作用大大增强。

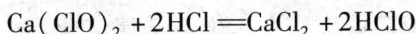

$$Ca(ClO)_2 + CO_2 + H_2O = CaCO_3\downarrow + 2HClO$$
$$Ca(ClO)_2 + 2HCl = CaCl_2 + 2HClO$$

所以，漂白粉漂白作用的原理和氯气漂白作用的原理相似。漂白粉不仅可以用来漂白棉麻、纸浆，还广泛用于消毒饮用水、游泳池水、污水和厕所等。

> **课堂互动**
>
> 请同学们讨论说明市售的“84”消毒液杀菌消毒的原理。

氯气是一种重要的化工原料，用途广泛。除了制取盐酸、漂白粉外，还可以用氯气漂白纸张、布匹及消毒饮用水，大量的氯气还用于制取多种有机化合物，如聚氯乙烯塑料、氯丁橡胶、三氯甲烷、四氯化碳等。

第二节　卤族元素和金属卤化物

一、卤素的原子结构及其单质的物理性质

卤素在自然界都以化合状态存在，它们的单质可以人工制得。卤素的单质都是双原子分子。卤素的原子结构及单质的物理性质见表 2－1。

表 2－1　卤素的原子结构及单质的物理性质

元素名称	元素符号	核电荷数	单质分子式	颜色和状态	密度（常温）(g/cm)	沸点(℃)	熔点(℃)	溶解度（常温，100g 水）
氟	F	9	F_2	淡黄色气体	1.690×10^{-3}	－188.1	－219.6	反应
氯	Cl	17	Cl_2	黄绿色气体	3.214×10^{-3}	－34.6	－101	$310cm^3$
溴	Br	35	Br_2	红棕色液体	3.119	58.78	－7.2	4.17g
碘	I	53	I_2	紫黑色固体	4.930	184.4	113.5	0.029g

从表 2－1 可以看出以下特点。

卤素原子的价电子数都为 7。从氟到碘，随着核电荷数的递增，电子层数依次增加，原子半径也依次增大。

卤素单质的物理性质虽有较大差别，但随着原子序数的递增呈规律性的变化。如

在常温下，氟、氯是气体，溴是液体，碘是固体；颜色从淡黄色至紫黑色，即由浅逐渐变深；密度、沸点、熔点都逐渐升高；与氯气一样，都有刺激性气味和毒性，其毒性从氟到碘逐渐减小。

此外，不同的卤素单质还有自己的特性。如溴和碘都能溶于水，但溶解度不大，它们更易溶解于乙醇、汽油、四氯化碳等有机溶液。医药上消毒用的碘酊，就是碘的乙醇溶液。

二、卤素单质的化学性质

氟、溴、碘的化学性质同氯相似，都是活泼的非金属元素。

1. 卤素与金属的反应

氟、氯、溴、碘都能与金属反应，生成金属卤化物。其中氟和氯能与绝大多数金属直接化合，溴和碘与金属反应较缓慢。卤化物中卤素的化合价均为 -1 价。

2. 卤素与氢气的反应

氟、氯、溴、碘都能与氢气反应，生成卤化氢。但反应的剧烈程度明显地按氟、氯、溴、碘的顺序依次减弱，气态氢化物的稳定性也按氟化氢、氯化氢、溴化氢和碘化氢的顺序依次减弱。

氟比氯更活泼。氟与氢气的反应不需要光照，在暗处就能剧烈化合并发生爆炸。

$$H_2 + F_2 = 2HF$$

溴不如氯活泼。溴与氢气的反应加热到500℃时才较明显地进行。

$$H_2 + Br_2 = 2HBr$$

碘的活泼性比溴弱，碘与氢气的反应必须在不断加强热的条件下，才能缓慢地进行，而且生成的碘化氢很不稳定，同时发生分解。

$$H_2 + I_2 \xrightleftharpoons{\text{加热}} 2HI$$

与氯化氢一样，氟化氢、溴化氢、碘化氢都是无色、有刺激性的气体，有强烈的腐蚀性。

氟化氢、溴化氢、碘化氢都易溶于水，并形成氢卤酸，分别称为氢氟酸、氢溴酸和氢碘酸。它们和盐酸一样，都具有酸的通性。氢氟酸还能溶解二氧化硅和硅酸盐，而二氧化硅是玻璃的组成成分，故氢氟酸能腐蚀玻璃。利用氢氟酸的这一特性，可以在玻璃制品上刻花纹和标度。当然保存氢氟酸不能用玻璃容器。

3. 卤素与水的反应

氟、溴、碘也和氯气一样都能与水反应，但反应的强烈程度有差别。氟与水发生强烈反应，产生氟化氢和氧气，溴与水的反应比氢气与水的反应弱。碘与水只能发生极微弱的反应。

4. 卤素单质的活动性比较

从上述反应中，可以看出卤素各单质的化学活泼性是有差异的。氟的化学性质最活泼，氯比溴活泼，溴又比碘活泼。卤素化学性质上的这种差异，在它们相互置换顺序上更加明显地表现出来。

实验证明，氯可以把溴或碘从它们的卤化物中置换出来，溴可以把碘从碘化物中置换出来。

$$2NaBr + Cl_2 = 2NaCl + Br_2$$
$$2KI + Cl_2 = 2KCl + I_2$$
$$2KI + Br_2 = 2KBr + I_2$$

实验还可以证明，溴不能置换氯化物中的氯，碘不能置换氯化物中的氯和溴化物中的溴；而氟能从熔化的氯化物、溴化物、碘化物中置换出氯、溴、碘。由此可见，氟的性质比氯活泼，氯比溴活泼，溴比碘活泼。

5. 碘的特性

（1）碘的升华　碘被加热时，不经熔化就直接变成紫色蒸气，遇冷，蒸气在烧瓶底部重新凝结成固体。这种固态物质不经液化而直接气化的现象称为升华。利用这一性质，可将粗碘进行精制。

（2）碘与淀粉的反应　碘遇淀粉变蓝，这是碘的一种特殊性质。利用碘的这个特性，可以检验碘或淀粉的存在。

总之，卤素是活泼的非金属元素，它们的活动性随着核电荷的增加、原子半径的增大而减弱。卤素单质的化学性质比较见表2－2。

表2－2　卤素单质的化学性质比较

分子式	与氢气的反应和氢化物的稳定性	与水的反应	卤素的活泼性比较
F_2	冷暗处就能剧烈化合而爆炸，HF很稳定	使水迅速分解，放出氧气	氟最活泼，能把氯、溴、碘从它们的卤化物中置换出来
Cl_2	在强光照射下能剧烈化合而爆炸，HCl较稳定	在日光照射下缓慢放出氧气	氯较活泼，能把溴、碘从它们的卤化物中置换出来
Br_2	在加热条件下能较缓慢地化合，HBr较不稳定	反应微弱	溴不太活泼，能把碘从碘化物中置换出来
I_2	持续加强热才能缓慢化合，HI很不稳定	反应很微弱	碘最不活泼，不能置换其他卤素

三、卤离子的检验

大多数金属卤化物都是白色晶体，易溶于水。但少数重金属卤化物，如卤化银（氟化银除外）难溶于水，不溶于稀硝酸，可根据这一特性来检验卤素离子。

实验结果表明，加入硝酸银后，盛有氯化钠溶液的试管中生成白色沉淀；盛有溴化钠溶液的试管中生成浅黄色沉淀；盛有碘化钾溶液的试管中生产黄色沉淀。加入稀硝酸后，生成的沉淀都不溶解。

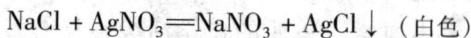

$$NaCl + AgNO_3 = NaNO_3 + AgCl\downarrow \text{（白色）}$$
$$NaBr + AgNO_3 = NaNO_3 + AgBr\downarrow \text{（浅黄色）}$$
$$KI + AgNO_3 = KNO_3 + AgI\downarrow \text{（黄色）}$$

实验室里，常用这种方法来检验 Cl^-、Br^-、I^- 离子的存在。

四、金属卤化物

金属卤化物在自然界中分布很广，常见的金属卤化物如下。

1. 氯化钠（NaCl）

俗名食盐。纯的氯化钠是无色透明的晶体，通常所见的为白色结晶性粉末。

氯化钠是人体正常生理活动不可缺少的物质，所以每天要摄入适量食盐来补充通过尿液、汗液等排泄的氯化钠。

临床上用的生理盐水是浓度为 9g/L 的氯化钠溶液，用于出血过多、严重腹泻等引起的脱水病症，也可用来洗涤伤口。

2. 氯化钾（KCl）

氯化钾是无色晶体，农业上用作钾肥。医药上用于低血钾的治疗，亦可用作利尿药。

3. 氯化钙（$CaCl_2$）

氯化钙通常为含结晶水的无色晶体（$CaCl_2 \cdot 2H_2O$），加热后会失去结晶水，成为白色的无水氯化钙。无水氯化钙具有很强的吸水性，常用作干燥剂。医药上用于治疗钙缺乏症，也可用作抗过敏药。

4. 溴化钠（NaBr）

溴化钠是白色结晶性粉末，具有吸湿性，易潮解。医药上用作镇静剂。

5. 碘化钾（KI）

碘化钾是白色晶体或结晶性粉末，具有微弱的吸湿性。医药上用于治疗甲状腺肿和配制碘酊。

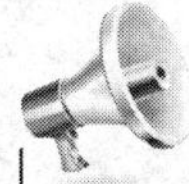

知识链接

碘酒、碘酊、碘伏

2%碘酒、0.5%碘伏均为《消毒技术规范》规定使用的消毒剂。碘酊俗称碘酒，实际二者为一种物质，医学上一般称碘酊。

碘酊与碘伏都是一种消毒剂，药效成分均为碘。碘伏是单质碘与聚乙烯吡咯酮的不定型结合物。是一种广谱消毒剂、能杀死病毒、细菌、芽孢、真菌、原虫。用于皮肤消毒、黏膜冲洗、手术前皮肤消毒，也可用于皮肤、黏膜细菌感染以及器械、环境消毒。碘伏起杀菌作用的主要是碘元素本身，它可卤化菌体蛋白质，使酶失去活性，导致微生物死亡。故勿需乙醇脱碘。

碘酒是游离状态的碘和乙醇的混合物，又名碘酊。其消毒作用的原理仍是游离状态的碘原子的超强氧化作用，可以破坏病原体的细胞膜结构及蛋白质分子。如使用得当，其结果非常可靠。但是，因为其强大的氧化能力，也可能造成皮肤组织的烧伤。碘酊一般用于皮肤及手术部位消毒，涂擦后需要再用70%乙醇将碘擦去脱碘。

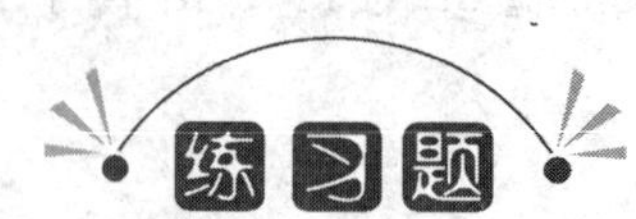

一、选择题

1. 下列物质属于纯净物的是（　　）

A. 碘酒　　B. 漂白粉　　C. 食盐水　　D. 液氯

2. 提纯含杂质的碘，最常用的方法是（　　）

A. 过滤　　B. 重结晶　　C. 升华　　D. 蒸馏

3. 医生建议患甲状腺肿大的患者多食海带，这是由于海带中含有较丰富的（　　）

A. 氯元素　　B. 溴元素　　C. 碘元素　　D. 铁元素

4. 下列变化属于物理变化的是（　　）

A. 加热使碘升华　　B. 氯水久置颜色变浅

C. 氯水使红纸褪色　　D. 次氯酸杀菌

5. 在下列溶液中碘的溶解度最小的是（　　）

A. 水　　B. 乙醇　　C. 汽油　　D. 四氯化碳

6. 可鉴别 NaCl、NaBr、KI、KNO_3 四种溶液的试剂是（　　）

A. Cl_2　　B. $AgNO_3$　　C. Br_2　　D. KI 淀粉试纸

7. 下列各组溶液中不能发生化学反应的是（　　）

A. 氯水和溴化钠　　B. 氯水和碘化钾

C. 溴水和氯化钠　　D. 溴水和碘化钾

8. 下列物质中，不能使有色布条褪色的是（　　）

A. 氯化钙溶液　　B. 次氯酸钙溶液

C. 氯水　　D. 次氯酸钠溶液

9. 下列叙述不正确的是（　　）

A. 氯气是一种黄绿色、有刺激性气味的气体

B. 氯气、液氯和氯水是同一种物质

C. 氯气是一种有毒的气体

D. 氯气能溶于水

10. 能使淀粉碘化钾溶液变蓝的是（　　）

A. 碘化钠　　B. 溴化钠　　C. 氯化钠　　D. 氯水

11. 自来水可用氯水消毒，是因为氯水中有（　　）

A. 氯气　　B. 氧气　　C. 次氯酸　　D. 盐酸

12. 下列物质中，长期露置在空气中不会变质的是（　　）

A. AgI　　B. 漂白粉　　C. 食盐　　D. 次氯酸溶液

13. 下列关于氯水的叙述正确的是（　　）

A. 新制氯水中只含 Cl_2 和 H_2O 分子

B. 新制氯水可使蓝色石蕊试纸先变红后褪色

C. 光照氯水有气泡放出，该气体是 Cl_2

D. 氯水长时间放置后 pH 将变大

14. 砹（At）是放射性元素，它的化学性质符合卤素性质的变化规律，下列说法正确的是（　　）

A. HAt 很稳定　　B. AgAt 易溶于水

C. 砹易溶于有机溶剂　　D. 砹（At_2）是白色固体

二、填空题

1. 卤素元素包括____________________（写元素符号），它们原子最外层有________个电子，都是活泼的____________________。

2. 氟、氯、溴、碘 4 种卤素元素性质比较：

（1）原子半径由大到小的顺序是____________________；

（2）气态氢化物的稳定性由强到弱的顺序是____________________；

（3）单质的沸点由高到低的顺序是____________________。

三、简答题

1. 已知 3 个失去标签的试剂瓶里分别盛着氯化钠、溴化钠和碘化钾溶液，如何用化学方法鉴别？

2. 漂白粉的主要成分是什么？它为什么能漂白和消毒？使用漂白粉时为什么常要加入少量的盐酸或醋酸？

（李世杰）

第三单元 物质结构和元素周期律

要点导航

了解原子的组成；理解原子核外电子排布规律；掌握原子结构与元素性质的关系。

理解元素周期律，并了解元素周期表的结构；掌握同周期、同主族元素性质的递变规律。

理解离子键和共价键的概念；理解配位键的概念和形成条件；了解极性键和非极性键、极性分子和非极性分子；了解分子间作用力和氢键及其对物质性质的影响。

世界上的物质丰富而多彩，不同物质具有不同的性质，这都与它们的结构有关。通过学习原子结构、分子结构和元素周期律的基础知识，可以更好的掌握物质的化学性质和化学变化的规律性。

第一节 原子结构

一、原子的组成和同位素

（一）原子的组成

1911 年英国物理学家卢瑟福提出了原子的天体模型：即每个原子中心都有一个带正电荷的原子核，核外有若干个带负电荷的电子绕核高速旋转。核外电子数取决于原子核的正电荷数。20 世纪初通过人工核裂变发现了原子核是由质子和中子组成。质子带正电荷，电量与一个电子带的负电荷量相等，中子不带电。由此可知：

核电荷数 = 核内质子数 = 核外电子数

构成原子的粒子及性质见表 3－1。

表 3－1 构成原子的粒子及其性质

构成原子的粒子	电性和电量	质量（kg）
质子	1 个质子带 1 个单位正电荷	1.6726×10^{-27}
中子	电中性	1.6748×10^{-27}
核外电子	1 个电子带 1 个单位负电荷	9.1049×10^{-31}

从表3－1可以看出，电子的质量很小，仅约为质子质量的1/1836，所以原子的质量主要集中在原子核上。即原子的质量近似为质子和中子的质量之和。

质子和中子的质量也很小，使用起来不方便，通常用它们的相对质量。1个质子和1个中子的质量与1个^{12}C质量的1/12（1.6606×10^{-27}kg）相比较所得的数值分别为1.007和1.008，取近似整数值为1。如果忽略电子的质量，将原子核内所有的质子和中子的相对质量取近似整数值相加所得的数值称为质量数，用符号A表示。中子数用符号N表示，质子数用符号Z表示。则

$$质量数（A）=质子数（Z）+中子数（N）$$

因此，只要知道质量数、质子数、中子数三者中的任意两个，就可以计算出另一个数值。例如：磷原子的质量数为31，核电荷数为15，则磷的中子数：$N=A-Z=31-15=16$

如果以$^{A}_{Z}X$代表一个质量数为A、核电荷数为Z的原子，则构成原子的粒子间的关系如下：

$$原子(^{A}_{Z}X)\begin{cases}原子核\begin{cases}质子\ Z\ 个\\中子\ (A-Z)\ 个\end{cases}\\核外电子\ Z\ 个\end{cases}$$

（二）同位素

具有相同质子数（也就是核电荷数）的同一类原子总称为元素。例如，所有的氢原子称为氢元素，因为它们都含有1个质子；所有的氧原子我们称为氧元素，因为它们都含有8个质子。也就是说同种元素的原子所含的质子数一定相同，那么同种元素的原子中，其中子数是否相同呢？科学研究证明不一定相同。例如氢元素就有3种不同的原子，见表3－2。

课堂互动

分别指出$^{23}_{11}Na$、$^{208}_{80}Hg$和$^{35}_{17}Cl$中的质量数、质子数和中子数。

表3－2　氢元素的3种原子

名称	俗称	符号	质子数	核电荷数	中子数	质量数
氕	氢	$^{1}_{1}H$或H	1	1	0	1
氘	重氢	$^{2}_{1}H$或D	1	1	1	2
氚	超重氢	$^{3}_{1}H$或T	1	1	2	3

从表3－2可以看出，氢元素的3种原子中，质子数都相同，由于中子数不同导致了质量数不同。这些质子数相同，中子数不同的同一元素的不同原子互称为同位素。大多数元素都有同位素。目前已发现的112种元素中，同位素已超过1900种。已知的天然元素中，只有20种元素未发现稳定同位素，但都有放射性同位素。表3－2所述氢元素的3种同位素中$^{2}_{1}H$和$^{3}_{1}H$是制造氢弹的材料。铀元素有$^{234}_{92}U$、$^{235}_{92}U$和$^{238}_{92}U$等几种同位素，其中$^{235}_{92}U$是制造原子弹的材料和核反应堆的燃料。碳元素有$^{12}_{6}C$、$^{13}_{6}C$和$^{14}_{6}C$等几种同位素，而$^{12}_{6}C$就是将它的质量的1/12作为相对原子质量标准的碳原子。

同一元素的各种同位素之间由于中子数不同，使它们的质量数不同，导致同位素原子间的某些物理性质如质量、涉及原子核的放射性等性质有一定的差异，但由于同位素的质子数相同，所以它们的核电荷数和核外电子数都相同，并具有相同的电子层结构。因此同位素的化学性质几乎完全相同。

按同位素的性质可分为稳定性同位素和放射性同位素两类。能自发地放出肉眼看不见的α、β和γ射线的同位素称为放射性同位素，它的这种性质称为放射性。稳定性同位素没有放射性。

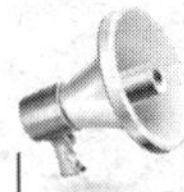

知识链接

放射线

放射性同位素会从原子核中放射出有穿透力的粒子束（同时转变成新的元素）。这些粒子束，称为放射线。放射线有α、β和γ 3种。α射线是带正电荷的α粒子（氦原子核）流；β射线是带负电荷的电子流；γ射线不带电，是光子流。α射线的穿透力最差，它在空气中最多能走7cm；β射线的穿透力比α射线强一些，能穿透几毫米的铝片；γ射线的穿透力极强，1.3cm厚的铅板也只能使它的强度减弱一半。人体受到放射线的照射，随着射线作用剂量的增大，能出现某些有害反应。例如：它可能诱发白血病、甲状腺癌、骨肿瘤等癌症，也能造成先天性畸形等症状。当然，放射线也能为人类造福，如医院用放射线用于人体某些疾病的治疗和诊断等。由于放射性同位素的原子放出的射线，可以用灵敏的仪器探测到，从而确定它的踪迹。所以放射性同位素的原子又称为“示踪原子”。它们在科学研究和医学领域等方面有重要的用途。如人们常说的“放疗”，就是以放射性同位素$^{60}_{27}Co$为放射源，用高能量的γ射线在体外靠近恶性肿瘤的部位照射，杀伤体内的癌细胞以治疗癌症；给患者注射含有放射性的$^{131}_{53}I$的药物，然后定时用探测器探测甲状腺及附近组织的放射强度，有助于诊断甲状腺疾病；用$^{14}_{6}C$作为示踪原子来研究药物在体内的代谢和吸收过程等。目前，放射性同位素扫描已成为诊断脑、肝、肾等脏器病变的一种简便、安全、可靠的方法。

二、原子核外电子的排布

（一）原子核外电子排布规律

电子在原子核外做高速运动时都具有一定的能量。在多电子原子里，电子的能量并不相同，能量低的电子通常在离核较近的区域运动，能量高的电子通常在离核较远的区域运动。根据电子的能量差异和通常运动区域离核远近的不同，可将核外电子分成几个不同的运动区域，即电子层。目前已知最复杂的原子不超过7个电子层。

电子层数可用符号n表示。n值越大，电子层数越大，电子离核越远，能量越高；n值越小，电子层数越小，电子离核越近，能量越低。因此，电子层数不仅表示电子离核的远近，而且是决定电子能量高低的主要因素。不同的电子层有不同的表示符号，见表3-3。

表 3-3　电子层的表示方法

n	1	2	3	4	5	6	7
名称	第一电子层	第二电子层	第三电子层	第四电子层	第五电子层	第六电子层	第七电子层
符号	K	L	M	N	O	P	Q

不同电子层能量高低顺序：K < L < M < N < O < P < Q。

核外电子是分层运动又叫核外电子的分层排布。科学研究证明，核外电子总是尽先排布在能量最低的电子层中，当能量最低的电子层排满后再依次排布在能量较高的电子层中，这一规律称为能量最低原理。

原子核外电子排布的规律可总结如下。

（1）各电子层最多可容纳 $2n^2$ 个电子。例如：

$n=1$　　K 层　　最大容纳的电子数为：$2\times1^2=2$

$n=2$　　L 层　　最大容纳的电子数为：$2\times2^2=8$

$n=3$　　M 层　　最大容纳的电子数为：$2\times3^2=18$

……　　……

（2）原子的最外层电子数不超过 8 个（K 层为最外层时不超过 2 个）。

（3）次外层电子数不超过 18 个。

核电荷数 1～20 的元素原子的核外电子排布情况见表 3-4。

表 3-4　核电荷数 1～20 的元素原子的核外电子排布

核电荷数	元素名称	元素符号	各电子层的电子数			
			K	L	M	N
1	氢	H	1			
2	氦	He	2			
3	锂	Li	2	1		
4	铍	Be	2	2		
5	硼	B	2	3		
6	碳	C	2	4		
7	氮	N	2	5		
8	氧	O	2	6		
9	氟	F	2	7		
10	氖	Ne	2	8		
11	钠	Na	2	8	1	
12	镁	Mg	2	8	2	
13	铝	Al	2	8	3	

续表

核电荷数	元素名称	元素符号	各电子层的电子数			
			K	L	M	N
14	硅	Si	2	8	4	
15	磷	P	2	8	5	
16	硫	S	2	8	6	
17	氯	Cl	2	8	7	
18	氩	Ar	2	8	8	
19	钾	K	2	8	8	1
20	钙	Ca	2	8	8	2

（二）原子核外电子排布的表示方法

1. 原子结构示意图

用小圆圈表示原子核，小圆圈内的 +X 表示质子数（核电荷数），小圆圈外的弧线表示电子层，弧线上的数字表示该电子层上的电子数。如氯原子和钾原子的原子结构示意图。

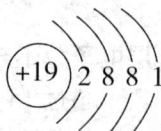

氯原子　　钾原子

2. 电子式

用元素符号表示原子核和内层电子，在元素符号周围用“·”或“×”表示原子最外层的电子。如钠原子和硫原子的电子式。

钠原子　　硫原子

三、原子结构与元素性质的关系

元素的性质与它的原子最外层电子数有关。稀有气体元素原子的最外层电子数是 8 个（He 除外是 2 个），属于稳定结构，不易发生化学反应。其他元素的原子都有得失电子使其最外层达到稳定结构的倾向。

1. 元素的金属性

是指元素的原子失去电子形成阳离子的能力。原子失去电子的能力越强，该元素的金属性就越强。

> **课堂互动**
>
> 写出3～10号元素原子的原子结构示意图和电子式。

2. 元素的非金属性

是指元素的原子得到电子形成阴离子的能力。原子得到电子的能力越强，该元素的非金属性就越强。

第二节　元素周期律和元素周期表

一、元素周期律

把元素按核电荷数由小到大的顺序排列起来所编的序号叫做该元素的原子序数。显然，原子序数在数值上与该元素原子的核电荷数相等，即：

原子序数 = 核电荷数 = 核内质子数 = 核外电子数

为了认识元素间的规律性，把原子序数（核电荷数）3 ~ 18 的元素原子的核外电子排布、原子半径、主要化合价以及元素的金属性、非金属性、最高价氧化物的水化物的酸碱性等性质列于表 3 - 5 中加以讨论。

表 3 - 5　元素性质随原子序数的变化情况

原子序数	元素符号	最外层电子数	原子半径 ($\times10^{-10}$m)	主要化合价	金属性和非金属性	最高价氧化物水化物的性质
3	Li	1	1.52	+1	活泼金属	LiOH 碱
4	Be	2	1.11	+2	两性元素	$Be(OH)_2$ 两性氢氧化物
5	B	3	0.88	+3	不活泼非金属	H_3BO_3　很弱酸
6	C	4	0.77	±4	非金属	H_2CO_3　弱酸
7	N	5	0.70	+5、-3	活泼非金属	HNO_3　强酸
8	O	6	0.66	-2	很活泼非金属	
9	F	7	0.64	-1	最活泼非金属	
10	Ne	8	—①	0	稀有气体元素	
11	Na	1	1.86	+1	很活泼的金属	NaOH 强碱
12	Mg	2	1.60	+2	活泼金属	$Mg(OH)_2$　中强碱
13	Al	3	1.43	+3	两性元素	$Al(OH)_3$ 两性氢氧化物
14	Si	4	1.17	±4	不活泼非金属	H_2SiO_3　弱酸
15	P	5	1.10	+5、-3	非金属	H_3PO_4　中强酸
16	S	6	1.04	+6、-2	活泼非金属	H_2SO_4　强酸
17	Cl	7	0.99	+7、-1	很活泼非金属	$HClO_4$　最强酸
18	Ar	8	—①		稀有气体元素	

注：①稀有气体元素原子半径与普通元素原子半径的测定方法不同。

由表 3 - 5 可以看出，随着原子序数的增加，元素性质的变化有一定的规律性。即经过一定数目的元素后，又出现和前面元素相类似的性质。下面分别叙述。

1. 核外电子排布的周期性变化

从表3-4可以看出，原子序数为3~10的元素，即从Li到Ne，都有两个电子层，最外层电子数从1个递增到8个，达到稳定结构；原子序数为11~18的元素，即从Na到Ar，有3个电子层，最外层电子数也从1个递增到8个，达到稳定结构。如果对18号以后元素继续研究，也会发现同样的规律：即每隔一定数目的元素，会重复出现原子的最外层电子数从1个递增到8个的情况。即随着原子序数的递增，元素原子的最外层电子排布呈现出周期性变化。

2. 原子半径的周期性变化

从表3-5可以看出，除了稀有气体氖、氩外，原子序数为3~9的元素，即从Li到F，随着原子序数的递增，原子半径由1.52×10^{-10}m递减到0.64×10^{-10}m，由大逐渐变小；原子序数为11~17的元素，即从Na到Cl，随着原子序数的递增，原子半径由1.86×10^{-10}m递减到0.99×10^{-10}m，也是逐渐变小。如果对18号以后元素继续研究，同样会发现，每间隔一定数目元素，随着原子序数的递增，元素原子的原子半径发生周期性变化。

3. 元素主要化合价的周期性变化

从表3-5可以看出，11~18号元素，在很大程度上重复着3~10号元素所表现的化合价的变化，最高正化合价从+1价（Na）依次递变到+7价（Cl），非金属元素的负化合价从-4价（Si）依次递变到-1价（Cl）。并且非金属元素的最高正化合价与负化合价的绝对值之和为8，稀有气体元素的化合价为0。若对18号以后的元素进行研究，也可得到类似的规律：元素的化合价随着原子序数的递增而呈现周期性变化。

4. 元素的金属性和非金属性的周期性变化

从表3-5可以看出，从Li到Ne，由活泼的金属（Li）开始逐渐过渡到活泼的非金素（F），最后是具有稳定结构的稀有气体元素（Ne）。从Na到Ar，也重复着类似的变化。同样，元素的最高价氧化物的水化物的酸碱性也表现出明显的规律性。

综上所述，可归纳出：元素的性质随着原子序数的递增而呈现周期性的变化，这一规律叫做元素周期律。

元素周期律深刻揭示了原子结构和元素性质的内在联系，元素性质的周期性变化是元素原子核外电子排布周期性变化的必然结果。

二、元素周期表

根据元素周期律，把目前已知的电子层数相同的元素，按原子序数依次递增的顺序从左到右排成横行；再把不同横行中最外层电子数相同的元素，按电子层数依次递增的顺序由上到下排成纵行，这样制成的一个表，叫做元素周期表。

元素周期表是元素周期律的具体表现形式，它反映了元素之间相互联系的规律性，是学习化学的重要工具。

（一）元素周期表的结构

1. 周期

把电子层数相同按照原子序数递增的顺序从左到右排列的一系列元素，称为1个周期。

元素周期表有7个横行，每个横行即为1个周期，依次用1、2、3、4、5、6、7表示。周期的序数等于该周期元素原子具有的电子层数。

根据周期表中各周期里的元素数目不同，可将周期分为以下3类。

（1）短周期　包括第1、2、3周期，元素的数目较少。第1周期里有2种元素，第2、3周期里各有8种元素。

（2）长周期　包括第4、5、6周期，元素的数目较多。第4、5周期里各有18种元素，第6周期里有32种元素。

（3）不完全周期　即第7周期。到目前为止该周期还未填满。

除第1周期（只包括氢和氦）和第7周期（尚未填满）外，每一周期的元素都是从最外层电子数为1的活泼的金属元素开始，逐渐过渡到最外层电子数为7的活泼的非金属元素，最后以最外层电子数为8的稀有气体元素结束。

第6周期中从57号元素镧到71号元素镥共15种元素，它们的电子层结构和性质都非常相似，总称为镧系元素。为了使周期表的结构紧凑，把镧系元素放在周期表的同一格里，并按原子序数递增的顺序，将它们另列在表的下方。

第7周期中从89号元素锕到103号元素铹也有15种元素，它们的电子层结构和性质也非常相似，总称为锕系元素，也把它们放在周期表的同一格里，并按原子序数递增的顺序，将它们另列在表下方镧系元素的下面。在锕系元素中，铀后面的元素多数是人工进行核反应制得的，通常称作超铀元素。

2. 族

周期表中有18个纵行。除左起第8、9、10这3个纵行合称为第Ⅷ族外，其余15纵行，每个纵行为一族。族序数用罗马数字Ⅰ、Ⅱ、Ⅲ、Ⅳ、Ⅴ、Ⅵ、Ⅶ等表示。

由短周期元素和长周期元素共同构成的族称为主族。周期表中共有7个主族。用字母A表示，如ⅠA、ⅡA、……ⅦA。

主族序数等于元素原子的最外层电子数。

完全由长周期元素构成的族称为副族。用字母B表示，如ⅠB，ⅡB，……ⅦB。

稀有气体元素化学性质不活泼，在通常情况下难以发生化学反应，化合价表现为0价，因而称为0族。

因此，在整个元素周期表里有7个主族、7个副族、1个第Ⅷ族、1个0族，共16个族。

从ⅢB族到ⅡB族，共60多种元素，称为过渡元素。这些元素都是金属元素，所以又叫做过渡金属元素。把镧系和锕系元素称为内过渡元素。

> **课堂互动**
>
> 简述元素周期表的结构。

（二）元素周期表中元素性质的递变规律

1. 同周期元素性质的递变规律

在同一周期中（第1周期除外），各元素原子的核外电子层数相同，从左到右，核电荷数依次增多，原子核对核外层电子的吸引力逐渐增强，原子半径逐渐减少，失电子能力逐渐减弱，得电子能力逐渐增强。因此，同周期元素从左到右金属性逐渐减弱，非金属性逐渐增强。

一般来说，可以根据元素的单质与水或酸反应置换出氢气的难易和元素的最高价氧化物的水化物的碱性强弱，来判断元素的金属性强弱；根据元素的单质与氢气反应的难易和元素的最高价氧化物的水化物的酸性强弱，来判断元素的非金属性强弱。

下面以第3周期元素钠（Na）、镁（Mg）、铝（Al）、硅（Si）、磷（P）、硫（S）、氯（Cl）为例来验证同周期元素的性质递变规律。

11号元素钠的单质遇冷水就剧烈反应，生成氢氧化钠和氢气。氢氧化钠是强碱。

$$2Na + 2H_2O = 2NaOH + H_2\uparrow$$

12号元素镁的单质跟沸水才能反应，生成氢氧化镁和氢气。氢氧化镁的碱性比氢氧化钠的碱性弱，说明镁的金属活动性不如钠强。

$$Mg + 2H_2O = Mg(OH)_2 + H_2\uparrow$$

13号元素铝的单质跟冷水、沸水反应均不明显，它能跟盐酸反应置换出氢气，但不如镁与盐酸的反应剧烈。说明铝的金属活动性不如镁强。

$$Mg + 2HCl = MgCl_2 + H_2\uparrow$$
$$2Al + 6HCl = 2AlCl_3 + 3H_2\uparrow$$

铝的氧化物Al_2O_3对应的水化物$Al(OH)_3$，既能跟酸反应，又能跟碱反应，是一种两性氢氧化物。

$$2Al(OH)_3 + 3H_2SO_4 = Al_2(SO_4)_3 + 6H_2O$$
$$Al(OH)_3 + NaOH = NaAlO_2 + 2H_2O$$

$Al(OH)_3$既然呈两性，就说明铝已表现出一定的非金属性。

14号元素硅是非金属。硅的氧化物SiO_2是酸性氧化物，它对应的水化物H_2SiO_3是一种很弱的酸。硅只有在高温下才能跟氢气反应生成气态氢化物SiH_4。

15号元素磷是非金属。磷的最高价氧化物P_2O_5对应的水化物H_3PO_4是一种中强酸。磷的蒸气跟氢气能生成气态氢化物PH_3，但较困难。

16号元素硫是比较活泼的非金属。硫的最高价氧化物SO_3对应的水化物H_2SO_4是一种强酸。在加热的条件下，硫的蒸气跟氢气化合生成气态氢化物H_2S。

17号元素氯是很活泼的非金属。氯的最高价氧化物Cl_2O_7对应的水化物$HClO_4$是已知酸中最强酸。氯气跟氢气在光照或点燃时，就能剧烈反应生成气态氢化物HCl。

18号元素氩是稀有气体，性质较稳定。

综上所述，可得出结论：

$$\xrightarrow[\text{金属性逐渐减弱，非金属性逐渐增强}]{\text{Na}\quad\text{Mg}\quad\text{Al}\quad\text{Si}\quad\text{P}\quad\text{S}\quad\text{Cl}}$$

对于其他周期元素的化学性质逐一进行探讨，也会得出类似规律。但在短周期里这种递变较明显，在长周期里这种递变则较缓慢。

2. 同主族元素性质的递变规律

在同一主族的元素中，各元素原子的最外层电子数相同，从上到下电子层数逐渐增多，原子半径逐渐增大，原子核对核外层电子的吸引力逐渐减弱，失电子能力逐渐增强，得电子能力逐渐减弱。因此，同一主族从上到下，元素的金属性逐渐增强，非金属性逐渐减弱。

如ⅤA族元素N、P、As、Sb、Bi，就是从非金属元素N起，由上而下，逐渐变化到金属Bi元素的。

主族元素的最高正化合价等于它所在族的序数。非金属元素的最高正化合价与它的负化合价的绝对值之和等于8。

现将元素周期表中元素性质的递变规律列于表3－6中。

表3－6　主族元素金属性和非金属性的递变

主族/周期	ⅠA	ⅡA	ⅢA	ⅣA	ⅤA	ⅥA	ⅦA	0
1	非金属性逐渐增强 →							稀有气体元素
2	Li	Be	B	C	N	O	F	
3	Na			非金属元素			Cl	
4	K						Br	
5	Rb		金属元素				I	
6	Cs						At	
7	Fr							
	← 金属性逐渐增强							

（左侧竖向：金属性逐渐增强 ↓；右侧竖向：非金属性逐渐增强 ↑）

在元素周期表中，如果在B、Si、As、Te、At和Al、Ge、Sb、Po之间划一分界线，在分界线左边的是金属元素，右边的是非金属元素。左下角是金属性最强的元素钫（Fr），右上角是非金属性最强的元素氟（F）。由于元素的金属性和非金属性没有严格的界限，因此，位于分界线附近的元素就表现出两性。

（三）元素周期表的应用

元素周期律揭示了元素间的内在联系和规律性，元素周期表是元素周期律的具体表现形式，把所有元素纳入一个具有内在联系的整体之内，它是进行化学学习、研究的一个重要工具，在科学和生产上有着广泛应用。

1. 判断元素的一般性质

元素的性质是由原子结构决定的，元素在周期表中的位置可以反映出元素的原子结构和元素的性质。因此，可以根据元素在周期表中的位置，来判断它的化学性质。

例如：某元素的原子序数为17，指出它在周期表中的位置，并判断是金属元素还是非金属元素。

解：该元素原子的原子结构示意图为：

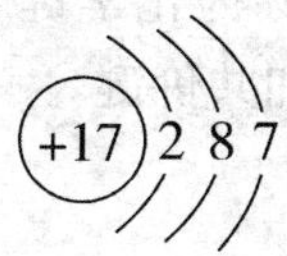

从原子结构示意图可知，该元素的原子有3个电子层，最外层有7个电子，所以，

它在周期表中位置是第3周期、ⅦA族。是活泼的非金属。

2. 寻找新材料

实践证明，性质相似的元素往往有类似的用途，这些元素一般都集中在周期表中的某一区域。如用来制农药常用的氟、氯、硫、磷、砷等，它们都在周期表的非金属区，对这一区域的元素进一步研究就有可能找到制造新品种农药的原料。又如在金属元素和非金属元素的分界线附近寻找新的半导体材料，在过渡元素或它们的化合物中寻找催化剂和耐高温、耐腐蚀的材料等。

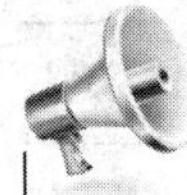

知识链接

生命元素

自然界中存在100多种元素，其中含量最丰富的元素是O、Si、Al、Fe等。在生物体中只有大约25种元素是构成生命不可缺少的元素。包括常量元素C、H、O、N、S、P、Cl、Ca、K、Na、Mg等11种元素；微量元素Fe、Cu、Zn、Mn、Co、Mo、Se、Cr、N、V、Sn、Si、I、F等14种元素。

人体的元素成分大致能反映出生物体内各种元素含量的相对百分比关系的“反自然”现象：自然界中C、H、N_3种元素的总和还不到元素总量的1%，然而生物体中C、H、O、N4种元素竟占了96%以上，它们是构成糖、脂肪、蛋白质和核酸4种生物大分子的主要成分；余下不足4%的元素包括Ca、P、K、S以及众多的微量元素，它们当中有许多成员在生命活动过程中主要起调节代谢反应的作用。这种“反自然”现象与生命具有浓集自然界中稀少元素的能力有关，而这种能力也正是生命的一种突出的特征。

部分微量元素的主要功能如下。

Fe（铁）：具有运送氧的功能，缺铁会造成贫血。

Zn（锌）：在青少年的生长发育，癌症等疾病的预防和治疗过程中起作用。

I（碘）：可预防甲状腺肿大和呆小症。

F（氟）：与牙齿健康有关，缺氟产生龋齿；过多则氟斑牙和氟中毒。

Se（硒）：可预防冠心病，缺硒产生的克山病、肝坏死等。

第三节 化 学 键

一、化学键及其类型

分子是由原子组成，原子要结合成分子必然存在着相互作用力。把分子或晶体中，相邻的原子或离子间强烈的相互作用称为化学键。化学键主要包括离子键、共价键和金属键等类型。本节主要介绍离子键和共价键。

（一）离子键

1. 离子键的形成

活泼的金属与活泼非金属在适当条件下都能发生反应生成离子型化合物（如 NaCl、KBr 等）。下面以 NaCl 为例来说明离子键的形成。

金属 Na 与 Cl_2在加热条件下能发生剧烈反应生成 NaCl 晶体，同时释放大量热。

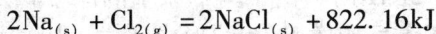

$$2Na_{(s)} + Cl_{2(g)} = 2NaCl_{(s)} + 822.16kJ$$

NaCl 晶体是怎样形成的呢？钠是很活泼的金属元素，原子最外层只有 1 个电子，反应时有失去 1 个价电子的倾向；氯是很活泼的非金属元素，氯原子最外层有 7 个电子，反应时有得到 1 个电子的倾向。在一定条件下，当钠原子和氯原子相互作用时，钠原子的最外层电子很容易转移到氯原子的最外电子层上。钠原子失去 1 个电子而带上 1 个单位正电荷，成为钠离子（Na^+）；氯原子得到 1 个电子而带上 1 个单位负电荷，成为氯离子（Cl^-）。带相反电荷的 Na^+和 Cl^-，相互吸引，可彼此接近。由于它们的原子核与原子核之间、电子云与电子云之间的电性相同，又产生相互排斥的作用，这种排斥力随着离子的相互接近而迅速增大。当它们接近到一定距离时，阴、阳离子间的吸引力与排斥力达到平衡，形成了稳定的化学键。

这种由阴、阳离子之间通过静电作用所形成的化学键，称为离子键。

NaCl 的形成可以用电子式表示：

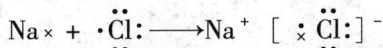

$$Na\times + \cdot\ddot{\underset{..}{Cl}}: \longrightarrow Na^+\ [\ \underset{\times}{:}\ddot{\underset{..}{Cl}}:\ ]^-$$

2. 离子化合物和离子晶体

由离子键形成的化合物叫做离子化合物。离子化合物在室温下是以晶体形式存在的。通过离子键而形成的有规则排列的晶体叫做离子晶体。在离子晶体中，阴、阳离子是按一定规律在空间排列的。如在 NaCl 晶体中每个 Na^+周围有 6 个 Cl^-，每个 Cl^-周围有 6 个 Na^+，这样延伸而成为有规则排列的晶体。NaCl 晶体结构，如图 3－1。

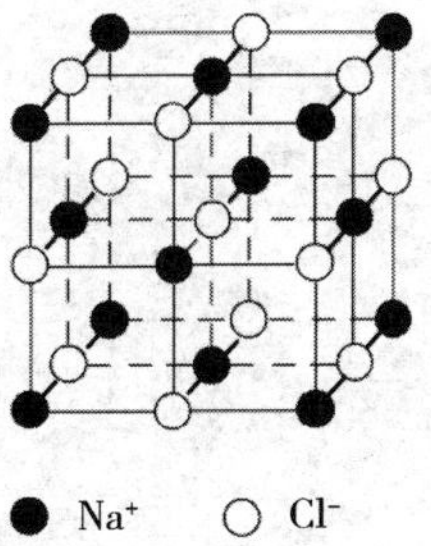

● Na^+　○ Cl^-

图 3－1　NaCl 晶体结构

由于离子间存在较强的相互作用，因此，离子晶体一般具有硬度高、密度大、难压缩、难挥发、有较高的熔点和沸点等特征。

一般情况下，活泼的金属（ⅠA、ⅡA 元素）和活泼的非金属（ⅥA、ⅦA 元素）化合时都能通过离子键形成离子化合物。如 NaCl、$MgCl_2$、CaF_2等都是典型的离子型化合物。

$MgCl_2$、CaF_2形成的电子式为：

$$:\ddot{\underset{..}{Cl}}\cdot + \times Mg\times + \cdot\ddot{\underset{..}{Cl}}: \longrightarrow [:\ddot{\underset{..}{Cl}}\underset{\times}{}:]^- Mg^{2+}\ [\underset{\times}{:}\ddot{\underset{..}{Cl}}:]^-$$

$$:\ddot{\underset{..}{F}}\cdot + \times Ca\times + \cdot\ddot{\underset{..}{F}}: \longrightarrow [:\ddot{\underset{..}{F}}\underset{\times}{}:]^- Ca^{2+}\ [\underset{\times}{:}\ddot{\underset{..}{F}}:]^-$$

（二）共价键

1. 共价键的形成

相同的或者不同的非金属原子也可以结合成分子，如 H_2、H_2O 等，它们是怎样结合在一起的呢?

下面以 H_2分子为例来说明其形成过程。

两个氢原子（H）在形成 H_2时，由于两个原子的原子核对电子的吸引力相等，即得失电子的能力相等，电子不可能像 NaCl 的形成那样，从一个原子转移到另一个原子上，而是在两个氢原子之间形成共用电子对，围绕两个氢原子核运动，使两个氢原子都达到具有氦原子一样的稳定结构，从而形成稳定的氢分子。

像这种原子间通过共用电子对所形成的化学键称为共价键。

氢分子的形成可用电子式来表示：

$$H\cdot + {\times}H \longrightarrow H\,\dot{\times}\,H$$

在化学上常用一根短线表示一对共用电子对，这种表示分子结构的式子称为结构式。如 H_2、O_2、N_2结构式分别为：H－H、O＝O、N≡N。

2. 共价化合物

全部由共价键形成的化合物称为共价化合物。不同的非金属元素的原子间形成的化合物一般都是共价化合物，如 HCl、H_2O、NH_3、CH_4 等。它们的化学式、电子式、结构式分别为：

分子式	电子式	结构式
HCl	$H\overset{\cdot}{\times}\underset{\cdot\cdot}{\overset{\cdot\cdot}{Cl}}{:}$	H—Cl
H_2O	$H\overset{\cdot}{\times}\underset{\cdot\cdot}{\overset{\cdot\cdot}{O}}\overset{\cdot}{\times}H$	H—O—H（O 在上，两个 H 在下）
NH_3	$H\overset{\cdot}{\times}\underset{\times\cdot\;H}{\overset{\cdot\cdot}{N}}\overset{\cdot}{\times}H$	N 与三个 H 相连（N 在上，三个 H 在下）
CH_4	$H\overset{\cdot}{\times}\underset{\times\cdot\;H}{\overset{H\;\times\cdot}{C}}\overset{\cdot}{\times}H$	C 与四个 H 相连（一个 H 在上，三个 H 在下）

3. 配位键

在上述共价键中，共用电子对是由相互结合的两个原子各提供 1 个电子而形成的。还有一种特殊的共价键，共用电子对是由其中一个原子单方面提供的，而另一原子提供空轨道，这种电子对由一个原子单方面提供而跟另一原子共用形成的共价键称为配位键。配位键用 A→B 来表示，其中 A 原子提供电子对，是电子对的给予体；B 原子提供空轨道，是电子对的接受体。

下面以 NH_4^+ 为例说明配位键的形成：

$$H\overset{\cdot}{\times}\underset{\times\cdot\;H}{\overset{\cdot\cdot}{N}}\overset{\cdot}{\times}H + H^+ \longrightarrow \left[H\overset{\cdot}{\times}\underset{\times\cdot\;H}{\overset{H\;\cdot\cdot}{N}}\overset{\cdot}{\times}H\right]^+$$

NH_3分子中的 N 原子上有一对没有与其他原子共用的电子，称为孤对电子。H^+是 H 原子失去一个电子而形成的，具有一个空轨道，当 NH_3分子与 H^+相遇时，NH_3分子中 N 原子上的孤对电子便与 H^+的空轨道共用而形成配位键。

从配位键形成的过程可以看出，形成配位键必须具备下列条件：①电子对的给予体必须具有孤对电子；②电子对的接受体必须具有空轨道。

离子键、共价键和配位键可以单独存在于某个分子中，也可以同时存在于同一分子中。如在 NaOH 中，Na^+和 OH^-之间是离子键，而 O 和 H 原子之间是共价键。又如在 NH_4Cl 中，NH_4^+和 Cl^-之间是离子键，而 NH_4^+中 N 和 H 原子之间有 3 个共价键，1 个配位键。

※二、分子的极性

（一）非极性键和极性键

由同种原子形成的共价键，如 H－H 键、Cl－Cl 键等，由于两个原子对共用电子对的吸引能力完全相同，电子对不偏向其中任何一个原子，成键的原子都不显电性，这样的共价键称为非极性共价键，简称为非极性键。

由不同种原子形成的共价键，如 H－Cl 键、H－O 键等，共用电子对偏向吸电子能力强的原子一方，使其带上部分负电荷，而吸电子能力较弱的原子就带上部分正电荷。这样的共价键叫做极性共价键，简称为极性键。

（二）极性分子和非极性分子

如果分子中正电荷重心和负电荷重心重合，这样的分子称为非极性分子。如果分子中正电荷重心和负电荷重心不能相互重合，这样的分子称为极性分子。如图 3－2。

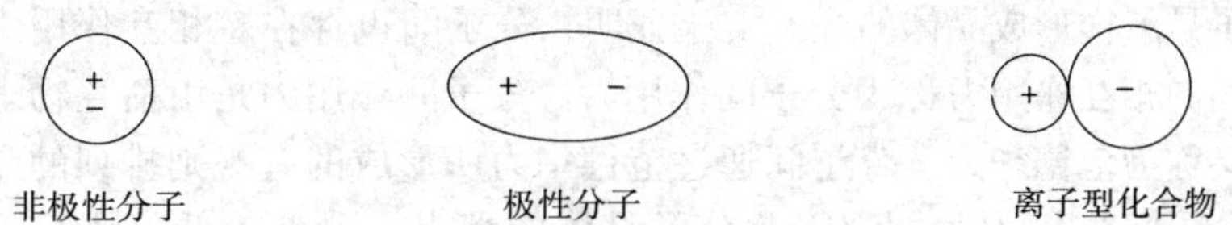

图 3－2　分子中电荷分布示意图

分子的极性与键的极性和分子的空间构型有关。

以非极性键结合的双原子分子一定是非极性分子。如 H_2、Cl_2等。

以极性键结合的分子可能是极性分子，也可能是非极性分子。具体情况如下。

（1）以极性键结合的双原子分子一定是极性分子。

因其共用电子对偏向吸电子能力较强的原子，而使分子一端带部分负电荷，另一端则带部分正电荷，正、负电荷重心不能相互重合，使整个分子电荷分布不均匀，而产生极性。如 HCl、HF 等。

（2）以极性键结合的多原子分子，分子的极性取决于分子的空间构型。如果分子的空间构型是完全对称的，键的极性相互抵消，正、负电荷重心重合，则分子为非极性分子。反之，则为极性分子。举例如下。

CO_2是直线型分子，虽然 C═O 键是极性键，但由于两个 O 原子对称地分布在 C 原子的两侧（结构式为：O═C═O），两键的排列是对称的，键的极性可以相互抵消，分子中正、负电荷重心重合，整个分子没有极性，CO_2为非极性分子。

H_2O 分子不是直线型的，为倒 V 型结构。两个 O—H 键的极性不能相互抵消，分子中正、负电荷重心不能重合，H 原子一端带部分正电荷，O 原子一端带部分负电荷，H_2O 是极性分子。

NH_3分子呈三角锥型，为极性分子。

CH_4分子呈正四面体型，C 原子位于正四面体中心，四个 H 原子位于 4 个顶角，对称排列在 C 原子周围，四个 C－H 键的极性相互抵消，CH_4是非极性分子。

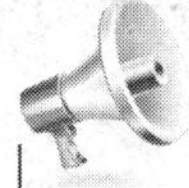

知识链接

相似相溶规则

影响物质溶解度的因素很多，其中一个重要因素是它和溶质、溶剂分子的极性或非极性有着密切的关系。一般来说，非极性物质难溶于极性溶剂而易溶于非极性溶剂中，极性物质难溶于非极性溶剂而易溶于极性溶剂中，即物质易溶于结构或者极性相似的溶剂中，这就是相似相溶规则。例如：碘、四氯化碳、苯等是非极性分子，氨、水、乙醇等是极性分子，所以，碘难溶于水而易溶于四氯化碳，而氨难溶于四氯化碳易溶于水。

※三、分子间作用力和氢键

（一）分子间作用力

许多共价化合物，如糖、碘等，都是由许许多多的分子组成的，在固态时都是晶体，那么这些分子是怎样形成晶体的呢？实验证明，分子间也存在着相互作用力。我们把分子和分子之间的相互作用力称为分子间作用力。分子间作用力是由荷兰物理学家范德华提出的，故又称为范德华力。分子间通过范德华力所形成的有规则排列的晶体称为分子晶体。由于分子间作用力很弱，因此分子晶体的熔点、沸点较低，硬度较小。如干冰（固体二氧化碳）就是典型的分子晶体，其熔点在－79℃左右，沸点在－20℃左右。

分子间作用力的特点：普遍存在于分子之间；作用范围小，只有几百皮米 pm；分子间作用力较小，只有几 kJ/mol 到几十 kJ/mol，比化学键能要小 1～2 个数量级。

一般来说，相同类型的分子，相对分子质量越大，分子间作用力也就越大，物质的熔点、沸点也越高。卤素单质的分子量和熔点、沸点的数据，见表 3－7。

表 3－7　卤素单质的熔点和沸点

卤素单质	F_2	Cl_2	Br_2	I_2
相对分子质量	38	71	160	254
熔点（℃）	－219.6	－101	－7.2	113.5
沸点（℃）	－188.1	－34.6	58.78	184.4

（二）氢键

H_2O 的相对分子质量比 H_2S 小，但熔点、沸点却比 H_2S 高得多，说明 H_2O 分子间除了范德华力以外还有一种比范德华力更强的分子间作用力，称之为氢键。

1. 氢键的形成

以 HF 为例说明氢键的形成。

在 HF 分子中，由于 F 的原子半径很小而吸电子能力很强，共用电子对强烈地偏向 F 原子，使氢原子几乎成为“裸露”的氢核，它就可以和另一分子中的 F 原子产生较强的静电作用而形成氢键。可用下式表示：

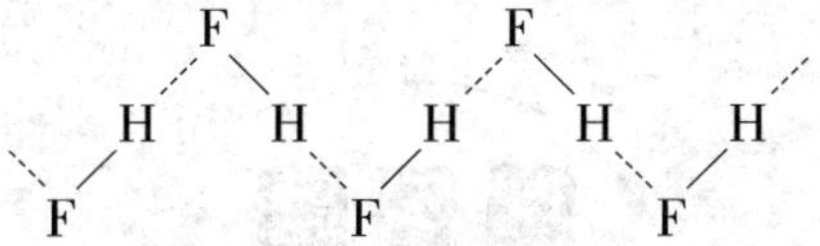

```
          F         F
      ···´ \    ···´ \    ···
     H      H   H     H   H
  ···  /     ··· /     ··· /
     F          F         F
```

凡与非金属性很强、原子半径小的原子 X（F、O、N）以共价键结合的氢原子还可以再和这类元素的另一个原子 Y 产生较强的相互作用，这种作用力叫做氢键。以 H…Y表示。

形成氢键必须具备两个基本条件：①分子中必须有一个与非金属性很强、原子半径小的元素原子形成强极性键的氢原子；②分子中必须有非金属性很强、原子半径小、具有孤对电子的原子。

氢键一般具有以下 3 个基本特点。

（1）氢键存在的特定性。氢键并非存在于所有分子间，只存在于某些含 H 的分子间。

（2）氢键具有饱和性和方向性。分子间氢键 X—H…Y 在一条直线上，这样 X、Y 距离最远，斥力最小；氢键 X—H…Y 中，1 个 X—H 只能结合 1 个 Y，若再结合 1 个 Y，则因斥力太大变得不稳定。

（3）氢键键能较小。一般与分子间力的数量级相同。

氢键可以存在于同类分子间，如 H_2O 分子之间：

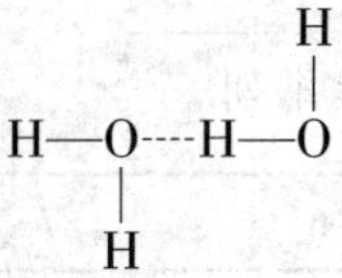

```
              H
              |
H—O···H—O
  |
  H
```

氢键也可以存在于不同类分子间，如 NH_3 分子与 H_2O 分子之间：

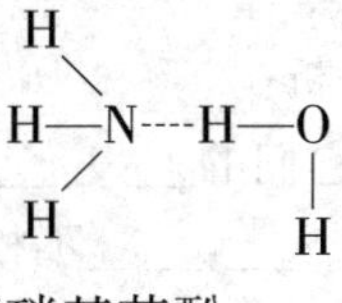

```
  H
   \
H—N···H—O
   /      |
  H       H
```

氢键还可以存在于分子内，如邻硝基苯酚：

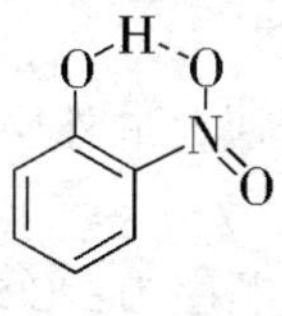

```
  O···H···O
  |        \
 (苯环)——N
           \\
            O
```

2. 氢键对物质性质的影响

（1）对熔点和沸点的影响　在同种类型的化合物中，能形成氢键的物质，其熔点、沸点要比不能形成氢键的物质的熔点、沸点高些。如 H_2O 的熔点、沸点比 H_2S 熔点、沸点要高的多。

（2）对溶解度的影响　如果溶质分子和溶剂分子之间能形成氢键，则溶质的溶解度增大。例如，氨极易溶于水，乙醇与水能以任意比例互溶都是形成氢键的缘故。

（3）对其他性质影响　氢键是一种很重要的分子间作用力。如在 H_2O 分子中，由于氢键的作用，分子间作用力加强，使其在常温下即为液态。氢键可使冰中的水分子排成四面体型，导致冰的结构空旷密度变小。

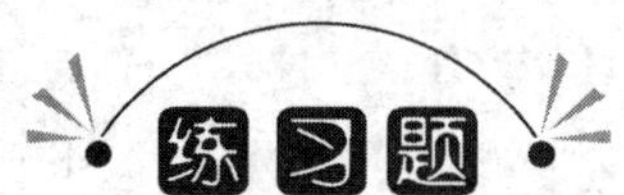

一、名词解释

1. 元素周期律　　2. 离子键　　3. 共价键　　4. 配位键

二、填空题

1. 同一周期元素，从左到右，原子半径逐渐________，失电子能力逐渐________，得电子能力逐渐________，金属性逐渐________，非金属性逐渐________。

2. 同一主族元素，从上到下原子半径逐渐________，失电子能力逐渐________，得电子能力逐渐________，金属性逐渐________，非金属性逐渐________。主族元素最高正合价等于其族的________。非金属元素的最高正化合价与负化合价的绝对值之和等于________。

3. 相邻的 A、B、C 3 种元素其原子序数依次增大，且 A、B 同周期，B、C 同主族。已知 3 种元素的最外层电子数之和为 17，3 种元素原子核内子数之和为 31，此 3 种元素的名称分别是 A ________、B ________、C ________。

4. 原子序数从 3 ~ 18 的元素如下表排列。

3	4	5	6	7	8	9	10
11	12	13	14	15	16	17	18

从核外电子层数和最外层电子数分析：

（1）核电荷数为 6 和 14 的原子，它们的________相同，________不相同；核电荷数为 15 和 16 的原子，它们的________相同，________不相同；核电荷数为 10 和 18 原子，它们的最外层电子数均为________个，它们分别________元素和________元素，一般情况下化学性质________。

（2）某元素的原子核外有 3 个电子层，最外层电子数是核外电子总数的 1/6，该元素的元素符号是________。

5. 已知 5 种元素的原子序数的大小顺序为：C > A > B > D > E，A、C 同周期，B、C 同主族，A 与 B 形成离子化合物 A_2B 中所有的离子的电子数相同，其电子总数为 30，D 和 E 可形成 4 核 10 个电子分子，则 A 是________，B 是________，C 是________，D 是________，E 是________。

6. 下列物质 Cl_2、NaI、H_2S、CO_2、$CaCl_2$、N_2、CCl_4、Na_2O、NH_3、HBr

（1）含离子键的物质有________。

（2）含有共价键化合物有________。

（3）由极性键形成的非极性分子是________。

（4）由非极性键形成的非极性分子是________。

三、选择题

1. 下列关于${}^{40}_{20}Ca$的叙述中错误的是（　　）。

A. 质子数为 20　　B. 电子数为 20　　C. 中子数为 20

D. 质量数为 42　　E. 质量数为 40

2. 元素的性质随着原子序数的递增呈现周期性变化的主要原因是（　　）。

A. 元素原子的核外电子排布呈周期性变化

B. 元素原子的半径呈周期性变化

C. 元素的化合价呈周期性变化

D. 元素的相对原子质量呈周期性变化

E. 元素原子的中子数呈周期性变化

3. 某一粒子，其核外电子排布为 2、8、8，这种粒子不是（　　）。

A. 氩原子　　B. 硫离子　　C. 钙离子

D. 氯原子　　E. 钾离子

4. 下列元素中最高正化合价数值最高的是（　　）。

A. Na　　B. P　　C. Cl

D. Ar　　E. S

5. 质量数为 55 的某二价阳离子有 23 个电子，核内中子数为（　　）。

A. 34　　B. 25　　C. 30

D. 21　　E. 88

6. 下列说法不正确的是（　　）。

A. P、S、Cl 最高正化合价依次升高

B. C、N、O 原子半径依次增大

C. Li、Na、K 原子半径依次增大

D. Na、Mg、Al 最外层电子数依次增多

E. C、N、O 原子半径依次减少

7. 在元素周期表中，与电子层数相关的是（　　）。

A. 周期　　B. 主族　　C. 副族

D. 0 族　　E. Ⅷ族

8. 下列元素最高价氧化物的水化物的酸性最强的是（　　）。

A. Si　　B. P　　C. S

D. Cl　　E. Mg

9. 下列是极性分子的是（　　）。

A. Cl_2　　B. CO_2　　C. HI

D. Br_2　　E. CH_4

10. 下列化合物中，含有离子键、共价键、配位键的是（　　）。

A. NaCl　　B. HCl　　C. H_2O

D. NH_4Cl　　E. CH_4

11. 原子序数为17的元素，最容易和下列哪一个原子序数的元素以离子键相结合（　　）。

A. 9　　B. 11　　C. 17

D. 20　　E. 19

12. 由极性键构成的非极性分子是（　　）。

A. HCl　　B. H_2O　　C. NH_3

D. CO_2　　E. HI

13. 在元素周期表中，非金属性最强的元素，除稀有气体元素外，位于表中（　　）。

A. 左上角　　B. 左下角　　C. 右上角

D. 右下角　　E. 中间

14. 下列含氧酸中，酸性由弱到强排列的是（　　）。

A. H_2SO_4　H_3PO_4　$HClO_4$　　B. H_3PO_4　H_2SO_4　$HClO_4$

C. H_3PO_4　$HClO_4$　H_2SO_4　　D. $HClO_4$　H_2SO_4　H_3PO_4

E. $HClO_4$　H_3PO_4　H_2SO_4

15. 下列物质分子间能形成氢键的是（　　）。

A. HCl　　B. H_2O　　C. H_2S

D. CH_4　　E. HI

四、简答题

1. 用电子式表示下列化合物的形成：KCl、MgO、HBr、H_2S、NaOH、NH_3、NH_4Cl。

2. 某元素的原子序数为19，写出该元素的名称、原子结构示意图、电子式、在周期表中的位置，并判断该元素是金属元素还是非金属元素。

（接明军）

溶　液　第四单元

要点导航

掌握物质的量、摩尔质量的定义、单位及有关计算。

掌握溶液浓度的表示方法，溶液的配制、稀释及有关的计算。

理解渗透现象、渗透现象产生的条件及渗透压的概念。

了解渗透压与浓度、温度的关系及渗透压在医学上的意义。

溶液在自然界中普遍存在，如江河、湖泊、海洋、人体内的各种组织液（血液、淋巴液、胃液、唾液等）及医疗用的注射液等都是溶液。溶液在人们的日常生活和医疗卫生方面有着广泛的应用，所以本章主要介绍物质的量、溶液浓度的表示方法、溶液的配制和稀释方法、渗透压的概念及其在医学上的意义。

第一节　物质的量

一、物质的量及其单位

我们知道物质是由许多分子、原子、离子等微观粒子构成的，而单个的微观粒子我们用肉眼是看不见、也难以称量的。那么怎样将看不见的微观粒子与既能看见又可以称量的宏观物质联系起来呢？科学上引入了一个新的物理量，即物质的量。

（一）物质的量

物质的量是表示以某一特定数目的基本单元为集体的、与基本单元的粒子数成正比的物理量。用符号 n_B或 n（B）表示，其中 B 表示基本单元的化学式。例如：

钠原子的物质的量：n(Na) 或 n_{Na}；

氢原子的物质的量：n(H) 或 n_H；

氢分子的物质的量：$n(H_2)$ 或 n_{H_2}；

水分子的物质的量：$n(H_2O)$ 或 n_{H_2O}。

物质的量是一个整体，其与长度、时间、质量等一样，是国际单位制（SI）的基本物理量之一。而物质的量是衡量物质所含基本单元数多少的物理量。

（二）物质的量的单位

国际上规定，物质的量的单位为摩尔，用符号 mol 表示。例如，2 摩尔的氢氧化钠可表示为2mol NaOH、0. 5 摩尔的水可表示为0. 5mol H_2O。

那么1mol的物质含有多少个基本单元呢？科学上规定，1mol物质含有的基本单元数等于0.012kg ^{12}C含有的碳原子数。意大利科学家阿伏加德罗经过实验测得，0.012kg的^{12}C含碳原子数约为6.02×10^{23}个，即6.02×10^{23}个碳原子的集体就是1mol碳。由此可得，6.02×10^{23}个基本单元所构成的物质的量即为1mol。6.02×10^{23}称为阿伏加德罗常数，用N_A表示。

$$N_A=6.02\times10^{23}\text{个}/\text{mol}$$

由此可知，物质的量（n_B）与物质的基本单元数（N_B）成正比，二者之间的关系可用式4－1表示。

$$N_B=n_BN_A \qquad (4-1)$$

1mol任何物质含有的基本单元数均为6.02×10^{23}个，即，物质的量相等的任何物质所含的基本单元数相等。例如：

1mol C含有6.02×10^{23}个碳原子；

1mol H含有6.02×10^{23}个氢原子；

1mol H_2O含有6.02×10^{23}个水分子；

0.5mol H_2含有$0.5\times6.02\times10^{23}$（即$3.01\times10^{23}$）个氢分子；

0.5molH_2O含有$0.5\times6.02\times10^{23}$（即$3.01\times10^{23}$）个水分子。

课堂互动

0.5mol H_2O中含有几摩尔的H原子？几摩尔的O原子？含有多少个H_2O分子？

二、摩尔质量

（一）摩尔质量的含义

1molB物质的质量称为该物质B的摩尔质量。用符号M_B或M（B）表示。其中B表示基本单元的化学式。例如：

NaOH的摩尔质量的符号可记为 M（NaOH）或M_{NaOH}；

H_2O的摩尔质量的符号可记为 M（H_2O）或M_{H_2O}。

（二）摩尔质量的单位

由摩尔质量的定义可以导出其定义式为：

$$M_B=\frac{m_B}{n_B} \qquad (4-2)$$

由此，摩尔质量在化学和医药上常用的单位为g/mol。

（三）摩尔质量数值的确定

由阿伏加德罗常数可知，1mol碳含有6.02×10^{23}个碳原子，6.02×10^{23}个碳原子的质量为0.012kg（12g），即1mol碳的质量为12g。我们知道，元素的相对质量是与0.012 kg ^{12}C原子相比较所得的数值，例如，氢的原子量是1，氧的原子量是16，一个氧原子与一个^{12}C原子的质量比为16:12，而1mol氧原子与1mol^{12}C原子所含的原子数是相同的，所以1mol^{12}C原子的质量为12g，那么1mol氧原子的质量即为16g。由此，我们可以得出：任何物质（分子、原子、离子、电子等）的摩尔质量，就是以g/mol为单位，在数值上等于该物质的化学式量。例如：

H的摩尔质量为 $M_H=1\text{g/mol}$；

O 的摩尔质量为 $M_O = 16g/mol$；
H_2的摩尔质量为 $M_{H_2} = 2g/mol$；
O_2的摩尔质量为 $M_{O_2} = 32g/mol$；
NaOH 的摩尔质量为 $M_{NaOH} = 40g/mol$；
H_2O 的摩尔质量为 $M_{H_2O} = 18g/mol$；
OH^- 的摩尔质量为 $M_{OH^-} = 17g/mol$；
SO_4^{2-} 的摩尔质量为 $M_{SO_4^{2-}} = 96g/mol$。

三、有关物质的量的计算

物质的量的计算主要有以下几种类型。

1. 已知物质的量，求物质的质量

例 4-1 NaOH1.5mol，求 NaOH 的质量是多少克？

解： $\because n_{NaOH} = 1.5mol \quad M_{NaOH} = 40g/mol$

$\therefore m_{NaOH} = n_{NaOH}M_{NaOH} = 1.5mol \times 40g/mol = 60g$

答：1.5mol 的 NaOH 的质量是 60g。

2. 已知物质的质量，求物质的量

例 4-2 求 36g 水的物质的量。

解： $\because m_{H_2O} = 36g \qquad M_{H_2O} = 18g/mol$

$$\therefore n_{H_2O} = \frac{m_{H_2O}}{M_{H_2O}} = \frac{36g}{18g/mol} = 2mol$$

答：36g 水的物质的量为 2mol。

3. 已知物质的量，求物质的基本单元数

例 4-3 求 3mol 的 CO_2中含多少个 CO_2分子？

解：$\because n_{CO_2} = 3mol \qquad N_A = 6.02 \times 10^{23}$ 个/mol

$\therefore N = n_{CO_2} N_A = 3mol \times 6.02 \times 10^{23}$ 个/mol $= 1.806 \times 10^{24}$ 个

答：3mol 的 CO_2中含 CO_2分子为 1.806×10^{24} 个。

4. 已知物质的质量，求物质的基本单元数

例 4-4 求 3.6g 水中含有的水分子数。

解：$\because m_{H_2O} = 3.6g \qquad M_{H_2O} = 18g/mol$

$$\therefore n_{H_2O} = \frac{m_{H_2O}}{M_{H_2O}} = \frac{3.6g}{18g/mol} = 0.2mol$$

又$\because N_A = 6.02 \times 10^{23}$ 个/mol

$\therefore N_{H_2O} = n_{H_2O} N_A = 0.2mol \times 6.02 \times 10^{23}$ 个/mol $= 1.204 \times 10^{23}$ 个

答：3.6g 水中含有的水分子数为 1.204×10^{23} 个。

第二节 溶液的浓度

溶液的浓度是指一定量的溶液（或溶剂）中所含溶质的量。其实是溶液中溶质与溶剂相对存在量的数量标记，实践中人们根据不同的需要和使用的方便，规定了不同的标准，因而就有不同的溶液浓度。所以同一种溶液用不同的标准就有不同的表示方法，其数值也不相同。本节主要介绍几种常用的溶液浓度的表示方法和有关的计算。

一、溶液浓度的表示方法

（一）物质的量浓度

溶液中溶质 B 的物质的量除以溶液的体积称为溶质 B 的物质的量浓度。用符号 c_B 或 c（B）表示。其计算公式为：

$$c_B = \frac{n_B}{V} \quad 或 \quad c(B) = \frac{n(B)}{V} \tag{4-3}$$

如果已知溶质的质量，则 $c_B = \frac{m_B}{M_B V}$ （4－4）

物质的量浓度的单位在化学和医药上多用 mol/L、mmol/L、μmol/L 等表示。

例 4－5 将 80g 的 NaOH 溶于水配制成 500ml 溶液，求该溶液的物质的量浓度。

解：$\because m_{NaOH} = 80g \quad M_{NaOH} = 40g/mol \quad V = 500ml = 0.5L$

$\therefore c_{NaOH} = \frac{m_{NaOH}}{M_{NaOH}V} = \frac{80g}{40g/mol \times 0.5L} = 4mol/L$

答：该溶液的物质的量浓度为 4mol/L。

例 4－6 临床上纠正酸中毒时常用乳酸钠（$NaC_3H_5O_3$）注射液，所用规格是每支 20ml 注射液中含乳酸钠 2.24g，求该注射液的物质的量浓度。

解：$\because m_{NaC_3H_5O_3} = 2.24g \quad M_{NaC_3H_5O_3} = 112g/mol \quad V_{NaC_3H_5O_3} = 20ml = 0.02L$

$\therefore c_{NaC_3H_5O_3} = \frac{m_{NaC_3H_5O_3}}{M_{NaC_3H_5O_3}V_{NaC_3H_5O_3}} = \frac{2.24g}{112g/mol \times 0.02L} = 1mol/L$

答：该注射液的物质的量浓度为 1mol/L。

（二）质量浓度

溶液中溶质 B 的质量除以溶液的体积称为溶质 B 的质量浓度。用符号 ρ_B 或 ρ（B）表示。其表达式为：

$$\rho_B = \frac{m_B}{V} \tag{4-5}$$

质量浓度的 SI 单位是 kg/m^3。在化学和医药上常用单位是 g/L、mg/L、μg/L，使用时要注意质量浓度 ρ_B 与溶液密度 ρ 的区别，它们的符号相同但含意不同，密度中的 m 是溶液的质量，而质量浓度中的 m 是溶质的质量。

例 4－7 《中国药典》规定生理盐水的规格是 500ml，生理盐水中含 NaCl 为 4.5g，计算生理盐水的质量浓度。

解：$\because m_{NaCl} = 4.5g \quad V = 500ml = 0.5L$

$\therefore \rho_{NaCl} = \frac{m_{NaCl}}{V} = \frac{4.5g}{0.5L} = 9g/L$

答：生理盐水的质量浓度是 9g/L。

（三）质量分数

溶液中溶质 B 的质量除以溶液的质量称为溶质 B 的质量分数。用符号 ω_B 或 ω（B）

表示。

$$\omega_B = \frac{m_B}{m} \tag{4-6}$$

式中溶质的质量 m_B 和溶液的质量 m 单位必须相同。质量分数常用小数点或百分数表示。

例 4-8 现有质量分数为 0.37，溶液的密度为 1180g/L 的盐酸溶液 1000ml，求该溶液中氯化氢的质量为多少？

解：$\because \omega_{HCl} = 0.37 \quad V = 1000ml = 1L \quad \rho = 1180g/L$

$\therefore m_{HCl} = \omega_{HCl}\rho V = 0.37 \times 1180g/L \times 1L = 436.6g$

答：该溶液中氯化氢的质量为 436.6g。

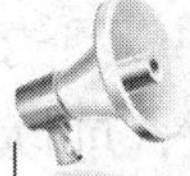

知识链接

体液的组成及含量

人体内含有大量的水分，这些水分和溶解在水里的各种物质总称为体液。其质量约占人体总质量的60%。体液可分为细胞内液和细胞外液两部分，存在于细胞内的液体称为细胞内液，主要有水、无机盐离子、脂类、糖类、氨基酸和核苷酸等，约占人体质量的40%，存在于细胞外的液体称为细胞外液。细胞外液又可分为两类：一类是存在于组织细胞之间的组织间液（包括淋巴液和脑脊液），约占人体质量的16%；另一类是血液的血浆，血液由血浆和血细胞两部分组成，约占人体质量的4%。按容积计算，血液中血浆占55%，血浆中主要包括水（91%）、蛋白质（7%）、脂质（1%）、糖类（0.1%）、无机盐类（0.9%）及代谢产物（尿素、肌酐、尿酸等）。

（四）体积分数

溶质 B 的体积除以溶液的体积称为溶质 B 的体积分数。用符号 φ_B 或 φ（B）表示。

$$\varphi_B = \frac{V_B}{V} \tag{4-7}$$

式中溶质 B 的体积 V_B 与溶液的体积 V 单位必须相同。体积分数常用小数点或百分数表示。

例 4-9 将 750ml 的乙醇加水配制成 1000ml 的消毒乙醇，求该乙醇溶液中乙醇的体积分数。

解：$\because V_{C_2H_5OH} = 750ml \quad V = 1000ml$

$\therefore \varphi_{C_2H_5OH} = \frac{V_{C_2H_5OH}}{V} = \frac{750ml}{1000ml} = 0.75$

答：该乙醇溶液中乙醇的体积分数为 0.75。

二、溶液浓度的换算

在实际应用中，经常需要将溶液浓度由一种表示方法转变为另一种表示方法，即溶液浓度的换算。换算只是浓度表示方法的变换，而溶质和溶液的量都未改变。

（一）物质的量浓度与质量浓度之间的换算

根据物质的量浓度表示式 $c_{\mathrm{B}}=\frac{n_B}{V}=\frac{m_{\mathrm{B}}}{M_{\mathrm{B}}V}$和质量浓度表示式 $\rho_{\mathrm{B}}=\frac{m_{\mathrm{B}}}{V}$，可以导出：

则 $m_{\mathrm{B}}=c_{\mathrm{B}}M_{\mathrm{B}}V=\rho_{\mathrm{B}}V$　　即

$$\rho_{\mathrm{B}}=c_{\mathrm{B}}M_{\mathrm{B}} \quad \text{或}\ c_{\mathrm{B}}=\frac{\rho_{\mathrm{B}}}{M_{\mathrm{B}}} \tag{4-8}$$

例 4－10　求 0.05mol/L 的氢氧化钠溶液的质量浓度。

解：$\because c_{\mathrm{NaOH}}=0.05\mathrm{mol/L}$　　$M_{\mathrm{NaOH}}=40\mathrm{g/mol}$

$\therefore \rho_{\mathrm{NaOH}}=c_{\mathrm{NaOH}}M_{\mathrm{NaOH}}=0.05\mathrm{mol/L}\times 40\mathrm{g/mol}=2\mathrm{g/L}$

答：0.05mol/L 的氢氧化钠溶液的质量浓度为 2g/L。

（二）物质的量浓度与质量分数之间的换算

根据物质的量浓度表示式 $c_{\mathrm{B}}=\frac{n_B}{V}=\frac{m_{\mathrm{B}}}{M_{\mathrm{B}}V}$和质量分数表示式 $\omega_{\mathrm{B}}=\frac{m_{\mathrm{B}}}{m}=\frac{m_{\mathrm{B}}}{\rho V}$，可以导出：

$$m_{\mathrm{B}}=c_{\mathrm{B}}M_{\mathrm{B}}V=\omega_{\mathrm{B}}\rho V$$

即

$$c_B=\frac{\omega_B\rho}{M_B} \quad \text{或}\ \omega_B=\frac{c_B M_B}{\rho} \tag{4-9}$$

例 4－11　市售的浓 HCl 的质量分数为 0.365，密度为 1190g/L，求浓盐酸的物质的量浓度。

解：$\because \omega_{\mathrm{HCl}}=0.365$　　$M_{\mathrm{HCl}}=36.5\mathrm{g/mol}$　　$\rho=1190\mathrm{g/L}$

$\therefore c_{\mathrm{HCl}}=\frac{\omega_{\mathrm{HCl}}\rho}{M_{\mathrm{HCl}}}=\frac{0.365\times 1190\mathrm{g/L}}{36.5\mathrm{g/mol}}=11.9\mathrm{mol/L}$

答：浓盐酸的物质的量浓度为 11.9mol/L。

三、溶液的配制和稀释

配制一定体积、一定浓度的溶液时，主要用天平、烧杯、量筒（或量杯）、容量瓶等仪器。下面介绍两种常用的方法。

（一）溶液的配制

由固体物质配制成溶液的步骤如下：

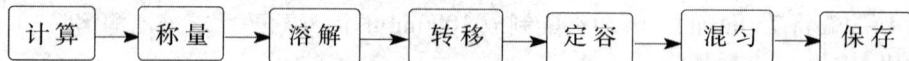

计算 → 称量 → 溶解 → 转移 → 定容 → 混匀 → 保存

在配制溶液时，可用托盘天平称取物质的质量，用量筒或量杯定容溶液的体积。若要求配制的溶液浓度十分精确，则需要用分析天平称量物质的质量，用容量瓶定容溶液的体积。

例 4－12　如何配制 9g/L 的生理盐水 500ml？

（1）计算　$\because \rho_{\mathrm{NaCl}}=9\mathrm{g/L}$　$V=500\mathrm{ml}=0.5\mathrm{L}$

$\therefore m_{\mathrm{NaCl}}=\rho_{\mathrm{NaCl}}V=9\mathrm{g/L}\times 0.5\mathrm{L}=4.5\mathrm{g}$

（2）称量　在托盘天平上称取 NaCl 固体 4.5g。

（3）溶解　将称取的固体 NaCl 放入 100ml 的小烧杯中，加入适量的纯化水，用玻棒搅拌使其完全溶解。

(4) 转移 将上述溶液定量转移到500ml的量筒(或量杯)中。

(5) 定容 向量筒中加入纯化水距500ml刻度线1~2cm处，用滴管逐滴加入纯化水至500ml刻度。

(6) 混匀 用玻棒将量筒内的溶液搅拌均匀即可。

(7) 保存 将量筒内的溶液倒入干净的试剂瓶中，贴好标签(注明试剂名称、浓度及配制时间)保存备用。

(二) 溶液的稀释

溶液的稀释就是在浓溶液中加入溶剂，使溶液浓度变小的过程。稀释前后溶质的量不变，只是溶液的体积变大而已。

溶液稀释的基本步骤如下：

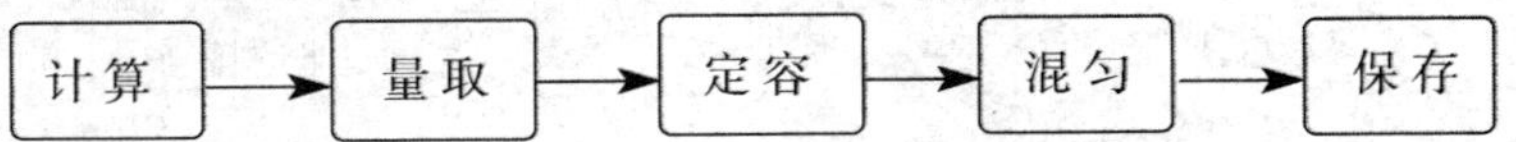

若稀释前溶液的浓度用 c_{B_1}、ρ_{B_1}、φ_{B_1}、ω_{B_1} 表示，体积用 V_1 表示，稀释后溶液的浓度用 c_{B_2}、ρ_{B_2}、φ_{B_2}、ω_{B_2} 表示，体积用 V_2 表示，则稀释公式为：

$$c_{B_1}V_1 = c_{B_2}V_2 \quad (4-10)$$

$$\rho_{B_1}V_1 = \rho_{B_2}V_2 \quad (4-11)$$

$$\varphi_{B_1}V_1 = \varphi_{B_2}V_2 \quad (4-12)$$

$$\omega_{B_1}m_1 = \omega_{B_2}m_2 \quad (4-13)$$

式中稀释前后的浓度单位、体积单位必须统一。

例4-13 要配制体积分数为0.75的消毒乙醇500ml，问需要体积分数为0.95的药用乙醇的体积是多少？

解：$\because \varphi_{B_1} = 0.95 \quad \varphi_{B_2} = 0.75$

$V_2 = 500\text{ml}$

$$\therefore V_1 = \frac{\varphi_{B_2}V_2}{\varphi_{B_1}} = \frac{0.75 \times 500\text{ml}}{0.95} = 395\text{ml}$$

答：需要体积分数为0.95的药用乙醇395ml。

> **课堂互动**
>
> 请按照溶液稀释步骤，叙述用体积分数为0.95的药用乙醇配制500ml消毒乙醇的方法。

第三节 溶液的渗透压

一、 渗透现象和渗透压

如果在一杯纯水中滴入一滴浓的蔗糖水，即使没有任何机械振动，只要时间足够长，整杯水都会有甜味，这是由于分子的热运动，最终使溶液的浓度趋于均匀，这一过程称为扩散。扩散的结果是消除溶液浓度差而达到浓度均衡。在任何纯溶剂和溶液之间，或两种不同浓度的溶液之间都有扩散现象。

有一种性质特殊的薄膜，它只允许较小的溶剂水分子自由通过，而较大的溶质分子很难通过。像这种对物质的通过具有选择性的薄膜称为半透膜。例如，人体内的膀胱膜、毛细血管壁以及人工制造的火棉胶膜、玻璃纸等都是半透膜。如果用半透膜将蔗糖水和纯水隔开，则水分子会通过半透膜由纯水进入蔗糖溶液（图4－1）。数小时后将会看到玻璃管内蔗糖溶液的液面升高了，当液面上升到一定高度后，玻璃管内的液面高度维持恒定。

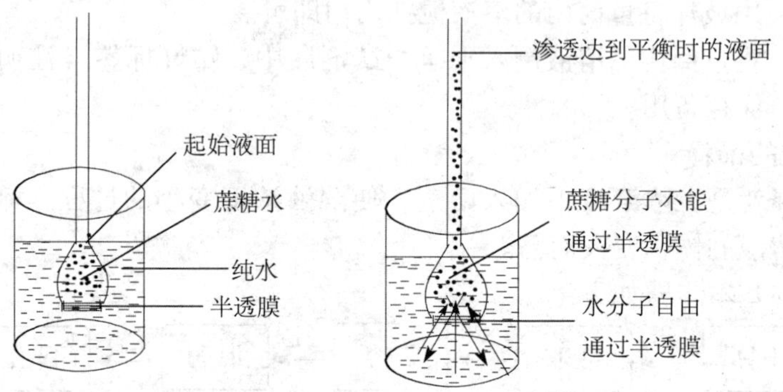

图4－1 渗透现象和渗透压

像这种溶剂分子由纯溶剂进入溶液或由稀溶液进入浓溶液的现象称为渗透现象，简称为渗透。渗透现象产生必须具备两个条件：一是有半透膜存在；二是半透膜两侧溶液的渗透浓度（单位体积内溶质粒子数）不相等。产生渗透现象的原因是由于单位体积内纯溶剂中水分子数比溶液（或稀溶液比浓溶液）中的水分子数多，因此单位时间内由纯溶剂透过半透膜进入溶液（或由稀溶液进入浓溶液）的分子数多于从溶液进入纯溶剂（或从浓溶液进入稀溶液）的分子数，结果使玻璃管内的液面不断上升。但渗透现象不是无止境的，随着玻璃管内液面的上升，由液柱产生的静压也随之增加，导致单位时间内水分子从溶液进入到纯溶剂（或由浓溶液进入稀溶液）中的数目也相应增多。当玻璃管内外液面差达到一定的高度时，水分子向两个方向渗透的速度相等，使渗透达到平衡状态，此时玻璃管内的液面不再上升。像这种恰能使渗透现象达到动态平衡的压力称为渗透压。

二、渗透压与溶液浓度的关系

1886年荷兰化学家范特荷夫通过实验发现溶液的渗透压与溶液的浓度、温度有关。并提出了渗透压的计算公式为：

$$p_{渗}=\frac{n_B RT}{V}=c_B RT \tag{4-14}$$

式中，$p_{渗}$——溶液的渗透压，kPa；

R——气体常数，8.314kPa·L/（mol·K）；

T——绝对温度（$T=273.15+t$℃），K；

c_B——溶质B的物质的量浓度，mol/L；

n_B——溶质B的物质的量，mol；

V——溶液的体积，L。

由式4－14可知，在一定的温度下，稀溶液渗透压的大小与单位体积溶液中溶质的粒子数（分子或离子）成正比，而与粒子的性质和大小无关。对于非电解质来说，当温度一定时，只要溶质的物质的量浓度相等，渗透压就近似相等。而对于电解质溶液，由于电解质在溶液中能发生解离，所以计算电解质溶液的渗透压时，在公式中引进了一个校正系数 i。

即 $$p_{渗} = ic_{B}RT \tag{4-15}$$

总之，无论是电解质还是非电解质，只要单位体积内溶质的粒子数相等，则其渗透压近似相等。

例 4－14 生理盐水的物质的量浓度为 0.154mol/L，计算 37℃时生理盐水的渗透压是多少？

解：$\because c_{NaCl} = 0.154\text{mol/L} \quad i = 2 \quad T = (273.15 + 37)\text{K} = 310.15\text{K}$

$R = 8.314\text{kPa}\cdot\text{L/(mol}\cdot\text{K)}$

$\therefore p_{渗} = ic_{B}RT = 2 \times 0.154\text{mol/L} \times 8.314\text{kPa}\cdot\text{L/(mol}\cdot\text{K)} \times 310.15\text{K} = 794\text{kPa}$

答：37℃时生理盐水的渗透压是 794kPa。

在医学上除了用 kPa 表示溶液的渗透压外，还常用毫渗量来表示。所为毫渗量就是指溶液中能够产生渗透效应的各种粒子（分子或离子）的总浓度，用 c_{os} 表示，单位为 mmol/L。

例 4－15 计算在 310.15K 时，质量浓度为 $\rho_{B} = 50\text{g/L}$ 葡萄糖（$C_6H_{12}O_6$）溶液的毫渗量和渗透压。

解：（1）$\because \rho_{C_6H_{12}O_6} = 50\text{g/L} \quad M_{C_6H_{12}O_6} = 180\text{g/mol}$

$$\therefore c_{C_6H_{12}O_6} = \frac{\rho_{C_6H_{12}O_6}}{M_{C_6H_{12}O_6}} = \frac{50\text{g/L}}{180\text{g/mol}} = 0.278\text{mol/L}$$

$c_{os} = 0.278\text{mol/L} \times 1000 = 278\text{mmol/L}$

（2）$\because T = 310.15\text{K} \quad R = 8.314\text{kPa}\cdot\text{L/(mol}\cdot\text{K)} \quad c_{C_6H_{12}O_6} = 0.278\text{mol/L}$

$\therefore p_{渗} = c_{C_6H_{12}O_6}RT = 0.278\text{mol/L} \times 8.314\text{kPa}\cdot\text{L/(mol}\cdot\text{K)} \times 310.15\text{K} = 716.9\text{kPa}$

答：310.15K 时 50g/L 葡萄糖（$C_6H_{12}O_6$）溶液的毫渗量为 278mmol/L。渗透压为 716.9kPa。

三、渗透压在医学上的意义

溶液的渗透压高低是相比较而言的。一定温度下渗透压相等的两种溶液称为等渗溶液。渗透压不等的两种溶液中渗透压相对较高的溶液称为高渗溶液，渗透压相对较低的溶液称为低渗溶液。

医学上等渗、高渗、低渗溶液是以正常人体血浆总渗透压为标准的。渗透压高于正常人体血浆总渗透压的溶液称为高渗溶液，渗透压低于正常人体血浆总渗透压的溶液称为低渗溶液。在 37℃时，正常人体血浆的渗透压为 720～800kPa，相当于血浆中能够产生渗透效应的各种粒子的总浓度（毫渗量）为 280～320mmol/L。所以，医学上规定毫渗量在 280～320mmol/L 范围内的溶液称为等渗溶液，毫渗量高于 320mmol/L 为高渗溶液，毫渗量低于 280mmol/L 为低渗溶液。临床上常用的等渗溶液见表 4－1。

表 4-1　临床上常用的等渗溶液

名称	物质的量浓度（mol/L）	质量浓度（g/L）	毫渗量（mmol/L）
生理盐水	0.154	9	308
葡萄糖溶液	0.278	50	278
碳酸氢钠溶液	0.149	12.5	298
乳酸钠溶液	1/6	18.7	330

渗透压与人类的关系十分密切。在人体血浆中，既含有氯化钠、碳酸氢钠、葡萄糖等低分子晶体物质，也含有蛋白质、核酸等高分子物质。这两类物质产生的渗透压构成了人体血浆的总渗透压。正常情况下，人体血浆的总渗透压约为770kPa，其中低分子晶体物质所产生的渗透压称为晶体渗透压，约为766kPa。其作用是维持细胞内外的水盐平衡。如果人体缺水，就会使细胞外液渗透压增大，促使水分子从细胞内向细胞外渗透，使细胞皱缩。若人体水分过多，就会使细胞外液渗透压减小，促使水分子从细胞外向细胞内渗透，造成细胞体积膨胀，甚至引起水中毒；高分子胶体物质所产生的渗透压称为胶体渗透压，约为4kPa。其作用是维持毛细血管内外的水盐平衡。如果因某种原因造成血浆中蛋白质减小，胶体渗透压降低，血浆中的水和小分子溶质就会过多的透过毛细血管壁进入组织间液，导致人体出现水肿。

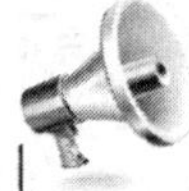

知识链接

渗透现象在临床中的运用

肾功能障碍患者的血液透析是渗透作用在临床上的一种应用。肾功能障碍患者的血液中有大量的代谢废物，如尿酸、尿素、肌氨酸酐等不能通过肾脏自然排出，致使其在血液中的浓度增高，严重时会由于尿毒症而危及生命。人工透析机进行透析疗法就是利用渗透原理将血液中的代谢废物和多余的水分通过半透膜清除出去，而血液中的血细胞及蛋白质等有用的物质不能通过半透膜而留在血液中。透析疗法虽然不能治愈尿毒症或肾功能衰竭，但它可以代替已失去正常功能的肾脏维系生命。所以，人工透析机也可称为人工肾。

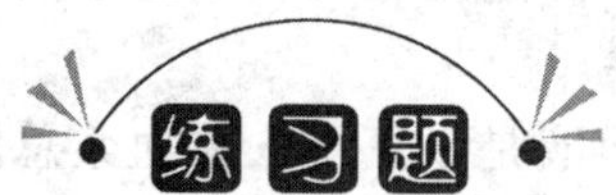

一、名词解释

1. 物质的量　　2. 摩尔质量　　3. 溶液的浓度

二、填空题

1. 由固体物质配制成溶液的步骤是________、________、________、________、________、________、________。

2. 溶液稀释的基本步骤是________、________、________、________、________。

3. 溶液浓度换算只是浓度表示方法的变换，而________和________的量都未改变。

4. 溶液的稀释就是在浓溶液中加入溶剂，使溶液浓度变小的过程。但稀释前后________的量不变。

5. 渗透现象发生的条件是________、________________。

6. 正常人体血浆的渗透压范围是________ kPa，相当于血浆中能够产生渗透效应的各种粒子的总浓度（毫渗量）为________ mmol/L。

三、选择题

1. 阿伏加德罗常数是（　　）。

A. 3.01×10^{23}　　B. 3.01×10^{24}　　C. 6.02×10^{24}　　D. 6.02×10^{23}

2. 将12.5g葡萄糖溶于水配制成250ml溶液，该溶液的质量浓度为（　　）。

A. 25g/L　　B. 5.0g/L　　C. 50g/L　　D. 2.5g/L

3. 生理盐水的物质的量浓度为（　　）。

A. 0.308mol/L　　B. 308mol/L　　C. 154mol/L　　D. 0.154mol/L

4. 配制0.5mol/L$NaHCO_3$溶液2000ml，该溶液中$NaHCO_3$的质量为（　　）。

A. 8.4g　　B. 84g　　C. 100g　　D. 0.84g

5. 生理盐水的质量浓度是（　　）。

A. 19g/L　　B. 9g/L　　C. 0.154mol/L　　D. 154mol/L

6. 将6mol/L的盐酸溶液50ml稀释成100ml，稀释后的浓度为（　　）。

A. 0.3mol/L　　B. 0.5mol/L　　C. 2mol/L　　D. 3mol/L

7. 将体积分数为0.95的药用乙醇稀释成体积分数为0.75的消毒乙醇500ml，需要加入纯化水的体积为（　　）。

A. 395ml　　B. 105ml　　C. 75ml　　D. 95ml

8. 与正常人体血浆等渗的葡萄糖溶液的质量浓度是（　　）。

A. 50g/L　　B. 5g/L　　C. 0.278mol/L　　D. 278mol/L

9. 静脉滴注射0.9g/L的NaCl溶液，红细胞会发生（　　）。

A. 正常　　B. 基本正常　　C. 皱缩　　D. 溶血

四、简答题

1. 2mol的H_2SO_4中含几摩尔的H原子？几摩尔的S原子？几摩尔的O原子？含有多少个H_2SO_4分子？

2. 1.5mol的NaOH与H_2SO_4完全反应时，需要H_2SO_4的物质的量是多少？

五、计算题

1. 配制9g/L的生理盐水500ml，问需要称取的NaCl质量为多少克？

2. 配制体积分数为0.75的消毒乙醇1500ml，问需要体积分数为0.95的药用乙醇多少毫升？

3. 现有50g/L的葡萄糖溶液500ml，求该葡萄糖溶液的物质的量浓度。

（谢美红）

第五单元　电解质溶液

要点导航

掌握强电解质和弱电解质的概念及弱电解质的电离平衡。
掌握缓冲溶液的组成，了解其在医学上的应用。
理解盐的水解概念及盐水解类型。
了解溶液的酸碱性和pH的关系。
学会广泛pH试纸的使用和缓冲溶液的配制。

许多化合物溶解在水中能够导电，例如氯化钠，盐酸，氢氧化钠等化合物的水溶液均可导电；有些化合物在熔融状态下也可以导电。人们把在水溶液或熔融状态下能导电的化合物称为电解质。酸、碱、盐均为电解质，其水溶液称为电解质溶液。

我们的机体中含有多种无机盐，这些无机盐常以离子形式存在于体液中，如 Na^+、K^+、Ca^{2+}、Cl^-、HCO_3^-、CO_3^{2-}、HPO_4^{2-}等，所以体液就是电解质溶液，这些离子是维持体内渗透平衡和酸碱平衡不可缺少的成分，同时对神经、肌肉等组织的生理、生化功能也起着重大作用。因而学习电解质的一些基本理论是学习医学学科所必需要的。

第一节　弱电解质的电离平衡

一、 强电解质和弱电解质

酸、碱、盐都是电解质，其水溶液可以导电，但不同的电解质溶液导电能力各不相同。当等体积、等浓度的盐酸、醋酸、氯化钠、氢氧化钠、氨溶液进行导电实验时，盐酸、氯化钠和氢氧化钠溶液导电时，灯泡亮度大，醋酸、氨溶液导电时灯泡亮度小一些。这说明盐酸、氯化钠、氢氧化钠溶液导电能力比醋酸、氨溶液导电能力强。

电解质溶液之所以导电，是因为溶液中有自由移动的离子。溶液导电性强弱与溶液中离子数目密切相关。在等体积、等浓度的溶液中，离子数目越多，溶液的导电能力就越强，离子数目越少，溶液的导电能力就越弱。那么，上面实验说明盐酸、氯化钠和氢氧化钠溶液中的离子数目比醋酸、氨水中的离子数目多。而溶液中离子数目的多少是由电解质的电离程度决定的。

电解质在水溶液里离解成自由移动离子的过程，称为电离。不同的电解质其电离程度不同，根据电离程度的大小把电解质分为强电解质和弱电解质。

（一）强电解质

实验证明盐酸、氢氧化钠和氯化钠溶液的导电能力强，因为这些电解质在水溶液里完全电离成离子，而且其电离是不可逆的，电离方程式用“$=\!=\!=$”或“$\longrightarrow$”表示。例如：

$$HCl = H^+ + Cl^- \quad 或 \quad HCl \rightarrow H^+ + Cl^-$$

$$NaOH = Na^+ + OH^- \quad 或 \quad NaOH \rightarrow Na^+ + OH^-$$

$$NaCl = Na^+ + Cl^- \quad 或 \quad NaCl \rightarrow Na^+ + Cl^-$$

在水溶液里全部电离成阴、阳离子的电解质称为强电解质。强酸、强碱和绝大多数盐都是强电解质。如：HCl、H_2SO_4、HNO_3、$NaOH$、KOH、$Ca(OH)_2$、$Ba(OH)_2$、$NaCl$、Na_2SO_4、KNO_3等。

（二）弱电解质

醋酸和氨水导电能力差是因为在水溶液里醋酸和氨水只有一小部分电离成离子，大部分是未电离的分子。而且其电离过程是可逆的，即分子在水溶液里电离成离子的同时，离子又重新结合成分子。在电离方程式中用“$\rightleftharpoons$”代替“$=\!=\!=$”表示电离的可逆性。例如：

$$NH_3 \cdot H_2O \rightleftharpoons NH_4^+ + OH^-$$

$$\underset{醋酸}{CH_3COOH} \rightleftharpoons H^+ + \underset{醋酸根}{CH_3COO^-}$$

在水溶液里只有部分电离成阴、阳离子的电解质称为弱电解质。在弱电解质的溶液里同时存在电解质的分子和电离出的离子。弱酸、弱碱都是弱电解质。如$NH_3 \cdot H_2O$、CH_3COOH、H_2CO_3等。

如果弱电解质是多元弱酸，则它们的电离是分步进行的。如H_2CO_3的电离：

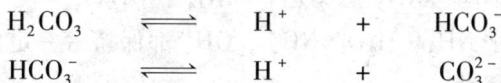

$$H_2CO_3 \rightleftharpoons H^+ + HCO_3^-$$

$$HCO_3^- \rightleftharpoons H^+ + CO_3^{2-}$$

多元弱酸的电离以第一步电离程度最大，第二步电离程度减小，并依次递减。

强电解质和弱电解质的比较见表5－1。

表5－1　几种常见的电解质溶液的比较

电解质	盐酸、氢氧化钠、氯化钠	氨水、醋酸
电离程度	完全	部分
离子浓度	大	小
溶液中溶质粒子	离子	分子、离子
同条件下导电性	强	弱
电解质分类	强电解质	弱电解质

需要注意的是电解质的强弱与电解质的溶解度无关，其本质的区别在于它们在水

溶液里的电离程度。有些电解质易溶于水，却是弱电解质，如醋酸（CH_3COOH）；有些电解质微溶于水，但却是强电解质，如硫酸钡（$BaSO_4$）、氯化银（AgCl）等。

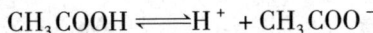

> **课堂互动**
>
> 写出下列物质的电离方程式：H_2SO_4、KOH、$CaCl_2$、$NH_3 \cdot H_2O$、CH_3COOH，并指出哪些物质是强电解质，哪些是弱电解质？

二、弱电解质的电离平衡

（一）电离平衡

以醋酸为例：

$$CH_3COOH \rightleftharpoons H^+ + CH_3COO^-$$

在醋酸溶液中，一方面是醋酸分子（CH_3COOH）在水分子作用下，电离成CH_3COO^-和H^+，另一方面是这些离子又相互碰撞，重新结合成醋酸分子。其过程是可逆的。

开始电离时，主要是醋酸分子电离成离子，这一正过程速度较大，随着醋酸分子的电离，溶液里分子浓度不断减小，离子浓度不断增大，因而电离速度逐渐减慢，离子结合成分子这一逆过程的速度逐渐加快。当正过程和逆过程的速度相等时，溶液中CH_3COOH分子因电离而减少的数目等于因离子结合而增加的数目；同样H^+和CH_3COO^-结合而减少的数目等于因分子电离增加的数目，这时溶液里的醋酸分子、氢离子和醋酸根离子的浓度不再改变，此时弱电解质所处的状态即为电离平衡状态。

在一定条件下，当弱电解质的分子电离成离子的速度和离子重新结合成分子的速度相等时的状态称为电离平衡。

电离平衡是一种动态的、暂时的相对平衡。当外界条件改变时，电离平衡会发生移动。

（二）电离平衡移动

在氨水中存在着下列平衡：

$$NH_3 \cdot H_2O \rightleftharpoons NH_4^+ + OH^-$$

达到平衡时，溶液中$NH_3 \cdot H_2O$、NH_4^+、OH^-都保持着一定的浓度。如果改变其中任一浓度，平衡则发生移动。

例如向溶液中加入少量的HCl、NaOH或浓氨水（$NH_3 \cdot H_2O$），平衡都会发生移动。加入HCl后，HCl电离出的H^+能与溶液中的OH^-结合成水，使OH^-浓度减小，平衡向右移动；加入NaOH后能够增大OH^-浓度，使电离平衡向左移动；加入浓氨水增大了$NH_3 \cdot H_2O$的浓度，使平衡向右移动。

由此可见，当弱电解质的电离达到平衡时，改变电解质分子或离子的浓度可使原来的电离平衡遭到破坏，直到在新的浓度条件下建立新平衡。由于条件（浓度）的改变，弱电解质由原来的电离平衡达到新的电离平衡的过程，称为电离平衡的移动。

> **课堂互动**
>
> 若在氨水（$NH_3 \cdot H_2O$）中分别加入少量盐酸、氯化铵和氢氧化钾，则氨水的电离平衡分别向什么方向移动？

（三）电离度

不同的弱电解质在水溶液里的电离程度是不同的，有的电离程度大，有的电离程度小，弱电解质电离程度的大小，可用电离度表示。在一定温度下，弱电解质在溶液里达到电离平衡时，已电离的弱电解质分子数占电离前分子总数的百分比，称为该电解质的电离度，用符号 α 表示。

$$\alpha = \frac{\text{已电离的分子数}}{\text{分子总数}} \times 100\%$$

例如，25℃时，0.1mol/L 醋酸溶液里，每 10000 个分子里有 132 个分子电离成离子。则醋酸的电离度是：

$$\alpha = \frac{132}{10000} \times 100\% = 1.32\%$$

不同的电解质，电离度大小不同，电解质越弱，它的电离度越小。因此可根据电离度的大小判定电解质的相对强弱。几种常见的弱电解质的电离度见表 5－2。

表 5－2　几种弱电解质的电离度（25℃，0.1mol/L）

名称	化学式	α（%）	名称	化学式	α（%）
醋酸	CH_3COOH	1.32	碳酸	H_2CO_3	0.17
甲酸	$HCOOH$	4.42	氢硫酸	H_2S	0.07
氢氟酸	HF	8.5	硼酸	H_3BO_3	0.01
氢氰酸	HCN	0.01	氨水	$NH_3 \cdot H_2O$	1.33

注：表中的多元弱酸如碳酸、氢硫酸的电离度系指一级电离度。

电解质电离度的大小主要取决于电解质自身性质，同时也与电解质溶液的浓度、温度及溶剂种类有关。对于水溶液，通常说某电解质的电离度都是指一定温度和一定浓度时的电离度。

（四）同离子效应

在氨水溶液中加入酚酞，溶液因碱性而显红色，再在溶液中加入少量氯化铵晶体，结果溶液红色变浅，说明碱性减弱，即 OH^- 浓度减小。这是因为加入氯化铵后，因氯化铵是强电解质，在溶液里全部电离成 NH_4^+ 和 Cl^-，溶液中 NH_4^+ 浓度显著增大，破坏了氨水的电离平衡，使平衡向左移动，当达到新平衡时，溶液里 OH^- 浓度减小，$NH_3 \cdot H_2O$ 浓度增大，使氨水的电离度减小，所以溶液碱性减弱，红色变浅。这一过程可表示如下：

> **课堂互动**
>
> 在醋酸（CH_3COOH）溶液中分别加入醋酸钠、盐酸、氢氧化钠，哪种情况是同离子效应？

$$NH_3 \cdot H_2O \rightleftharpoons NH_4^+ + OH^-$$

$$NH_4Cl = NH_4^+ + Cl^-$$

在弱电解质里加入和弱电解质具有相同离子的强电解质，使弱电解质电离度减小的现象称为同离子效应。

第二节　溶液的酸碱性

水是人类生命之源。水有很重要的生理功能，如保持细胞形态，提高代谢作用；调节体液黏度，改善体液组织的循环；调节人体体温，保持皮肤湿润与弹性等。水也是一种最重要的溶剂，能溶解许多物质，也能对溶液的酸碱性产生一定的影响。

一、水的电离

人们通常认为纯水不导电。但用精密的仪器测定，发现水有微弱的导电能力。这说明水是一种极弱的电解质，它能电离出极少量的 H^+ 和 OH^-。

$$H_2O \rightleftharpoons H^+ + OH^-$$

从纯水的导电实验测得，在 25℃ 时，1L 纯水（物质的量为 55.6mol）中只有 1.0×10^{-7}mol水分子电离，可电离出 1.0×10^{-7}mol 的 H^+ 和 1.0×10^{-7}mol 的 OH^-，两者的乘积是一个常数，用 K_w 表示，则

$K_w = [H^+][OH^-] = 1.0\times10^{-14}$

K_w 称为水的离子积常数，简称为水的离子积。常温下，任何一种稀溶液中 $[H^+]$ 和 $[OH^-]$ 的乘积都是一个常数，为 1.0×10^{-14}。即已知稀溶液中的 H^+ 或 OH^- 其中一种离子浓度，就可求出另一种离子浓度。

课堂互动

0.01mol/L NaOH溶液中$[OH^-]$为多少？$[H^+]$为多少？

例如：已知某溶液中 $[H^+] = 10^{-4}$mol/L，则 $[OH^-]$ 是多少？

$$[OH^-] = \frac{K_w}{[H^+]} = \frac{10^{-14}}{10^{-4}} = 10^{-10}\text{mol/L}$$

二、溶液的酸碱性和 pH

（一）溶液的酸碱性和 pH

常温下，纯水中 $[H^+]$ 和 $[OH^-]$ 相等，都是 1.0×10^{-7}mol/L，所以是中性的。

如果向纯水中加入酸（如盐酸），则溶液中 $[H^+]$ 增大，使水的电离平衡向左移动，达到新平衡时，$[OH^-]$ 减少，即 $[OH^-] < 1.0\times10^{-7}$mol/L 而 $[H^+] > 1.0\times10^{-7}$mol/L，则 $[H^+] > [OH^-]$，溶液显酸性。

如果向纯水中加入碱（如氢氧化钠），则溶液中 $[OH^-]$ 增大，使水的电离平衡向左移动，当达到新平衡时，$[H^+]$ 减少，即 $[H^+] < 1.0\times10^{-7}$mol/L 而 $[OH^-] > 1.0\times10^{-7}$mol/L，则 $[OH^-] > [H^+]$，溶液显碱性。

综上所述，溶液的酸碱性与 H^+ 和 OH^- 浓度的关系可以表示为：

中性溶液：$[H^+] = [OH^-] = 1.0\times10^{-7}$mol/L；

酸性溶液：[H^+] >1.0 × 10^{-7}mol / L > [OH^-]；

碱性溶液：[H^+] < 1.0 × 10^{-7}mol / L < [OH^-]。

由此可见，由于存在水的电离平衡，无论是中性、酸性还是碱性溶液中，都同时含有 H^+ 和 OH^-，只不过在不同溶液中两种离子浓度大小不同而已。[H^+] 越大，溶液酸性越强，[H^+] 越小，溶液酸性越弱；[OH^-] 越大，溶液碱性越强，[OH^-] 越小，溶液碱性越弱。

所以，溶液的酸碱性可用 [H^+] 或 [OH^-] 来表示，但实际应用中一般采用 [H^+] 来表示。当溶液中 [H^+] 很小时，用 [H^+] 表示溶液酸碱性很不方便，因此常用 pH 来表示溶液酸碱性。通常规定，pH 就是氢离子浓度的负对数，即：

$$pH = -\lg[H^+]$$

例如：

[H^+] $=10^{-3}$mol / L，则 $pH = -\lg 10^{-3} = 3$；

[H^+] $=10^{-7}$mol / L，则 $pH = -\lg 10^{-7} = 7$；

[H^+] $=10^{-9}$mol / L，则 $pH = -\lg 10^{-9} = 9$。

由此可见，[H^+] 越大，溶液的 pH 越小；[H^+] 越小，溶液的 pH 越大。溶液的酸碱度与 [H^+]、pH 的对应关系可用表 5 - 3 表示。

表 5 - 3　溶液的酸碱度与 [H^+]、pH 的对应关系

[H^+]	10^{-1}	10^{-2}	10^{-3}	10^{-4}	10^{-5}	10^{-6}	10^{-7}	10^{-8}	10^{-9}	10^{-10}	10^{-11}	10^{-12}	10^{-13}	10^{-14}
pH	1	2	3	4	5	6	7	8	9	10	11	12	13	14
酸碱性	← 酸性增强						中性	碱性增强 →						

溶液的酸碱性与 pH 的关系：

中性溶液：pH = 7

酸性溶液：pH < 7

碱性溶液：pH > 7

可以看出溶液的 pH 越小，酸性越强，pH 越大，碱性越强。溶液的 pH 相差一个单位，[H^+] 相差 10 倍。pH 增大 1 个单位，[H^+] 缩小 10 倍；pH 缩小 2 个单位，[H^+] 增大 100 倍。

应当注意，pH 使用范围在 1 ~ 14 之间，当溶液的 [H^+] > 1mol / L，pH < 0 时，一般不用 pH，而直接用 [H^+] 表示溶液的酸度；pH > 14 时，直接用 [OH^-] 表示溶液的碱度更为方便。

pH 不仅在化学中很重要，在医学和生物学上也有着重要的意义。例如生物体内的一些生物化学变化，只能在一定的 pH 范围内才能正常进行，各种生物催化剂——酶也只有在一定的 pH 范围内才有活性，否则会降低或失去活性。正常人血液的 pH 维持在 7.35 ~ 7.45。临床上把血液的 pH < 7.35 时称为酸中毒，pH > 7.45 时称为碱中毒。无论是酸中毒还是碱中毒，都会引起严重后果，必须采取适当措施纠正血液的 pH。静脉输液时溶液的 pH 最好与血液的 pH 相差不大，以免引起血液 pH 的改变。人体各种体液的 pH 范围见表5－4。

表5－4　人体各种体液的 pH

体液	pH	体液	pH
成人胃液	0.9～1.5	大肠液	8.3～8.4
婴儿胃液	5.0	乳汁	6.0～6.9
唾液	6.35～6.85	泪水	7.4
胰液	7.5～8.0	尿液	4.8～7.5
小肠液	7.6	脑脊液	7.35～7.45

（二）酸碱指示剂

有一类化合物，在不同的 pH 溶液中能呈现不同的颜色，因此可以借助于这种颜色的变化来判定溶液的酸碱性，这些物质称为酸碱指示剂。它们多为有机弱酸或有机弱碱，其分子和电离出的离子因结构不同而具有不同的颜色。例如石蕊就是一种有机弱酸，在其水溶液中存在下列平衡：

课堂互动

计算下列溶液的pH：① $[H^+]=10^{-4}mol/L$ ② $[H^+]=10^{-8}mol/L$。

$$\underset{\substack{\text{石蕊分子}\\\text{（红色）}}}{HIn} \rightleftharpoons H^+ + \underset{\substack{\text{石蕊离子}\\\text{（蓝色）}}}{In^-}$$

由于溶液中同时存在着石蕊的分子和离子，所以溶液显示红色和蓝色的混合色紫色。此时如果向溶液中加入酸，溶液中 H^+ 浓度增大，平衡向左移动，即向生成 HIn 方向移动。导致 In^- 浓度减小，HIn 浓度增大，当溶液中 H^+ 浓度增大到 pH≤5 时，溶液以 HIn 的颜色为主，显红色。若向溶液中加入碱，OH^- 浓度增大，这时 OH^- 中和溶液中的 H^+，导致 H^+ 浓度减小，使电离平衡向右移动，即向生成 In^- 的方向移动，最终 HIn 浓度减小，In^- 浓度增大，当溶液中 OH^- 的浓度增大到 pH≥8 时，溶液以 In^- 的颜色为主，显蓝色。可见石蕊指示剂由红色变为蓝色时，溶液的 pH 从 5.0 变化到 8.0。把指示剂由一种颜色过渡到另一种颜色时溶液的 pH 变化范围称为指示剂的变色范围。

几种常见指示剂与变色范围见表5－5。

表5－5　几种常见酸碱指示剂与变色范围

酸碱指示剂	变色范围	颜色变化	酸碱指示剂	变色范围	颜色变化
甲基橙	3.1～4.4	红色～黄色	溴麝香草酚蓝	6.2～7.6	黄色～蓝色
甲基红	4.4～6.2	红色～黄色	溴粉蓝	3.0～4.6	黄色～蓝紫色
石蕊	5.0～8.0	红色～蓝色	中性红	6.8～8.0	红色～黄色
酚酞	8.0～10.0	无色～红色	溴麝香酚酞	9.4～10.6	无色～蓝色

表5－5 所列指示剂都是单一指示剂，变色范围较宽，不能准确测定溶液 pH。实际工作中测定溶液的 pH 可用 pH 试纸。使用时，把待测液滴在 pH 试纸上，将试纸呈现

的颜色与标准比色卡对照，即可测出溶液的近似 pH。也可滴 3～4 滴待测液于点滴板凹穴内，用 pH 试纸一端浸入待测液中，立刻取出，将试纸呈现的颜色与标准比色卡对照，测出溶液近似 pH。

若要测定溶液的精确 pH，则需用 pH 计（酸度计）来实现。

※第三节　盐的水解

一、盐的水解

用 pH 试纸分别测试 0.1mol / L 的醋酸钠（CH_3COONa）、氯化铵（NH_4Cl）、氯化钠（NaCl）溶液的 pH。结果 CH_3COONa 溶液的 pH＝9，显碱性；NH_4Cl 溶液的 pH＝5，显酸性；NaCl 溶液的 pH＝7，显中性。

那么为什么有些盐的水溶液会显酸性，有些会显碱性呢？这是因为绝大多数的盐都是强电解质，在溶液中以离子形式存在，这样盐的离子与水中的 H^+ 或 OH^- 结合生成了弱电解质，破坏了水的电离平衡，使溶液中 $[H^+]$ 和 $[OH^-]$ 不再相等，所以盐溶液显示一定的酸性或碱性。

在水溶液里，盐的离子和水中的 H^+ 或 OH^- 结合生成弱电解质的反应称为盐的水解。

二、盐水解的类型

盐类可以看作是酸、碱中和生成的产物。由于生成盐的酸和碱的强弱不同，可将盐分为 4 种类型，这些盐的水解情况也各不相同，现在分别讨论如下。

（一）强碱弱酸盐的水解

以醋酸钠（CH_3COONa）水解为例，CH_3COONa 是强碱氢氧化钠（NaOH）和弱酸醋酸（CH_3COOH）生成的盐。

醋酸钠（CH_3COONa）在水中全部电离成 Na^+ 和 CH_3COO^- 离子，同时水也电离出少量的 H^+ 和 OH^-，表示如下：

$$
\begin{array}{cccccc}
CH_3COONa & = & CH_3COO^- & + & Na^+ \\
 & & + & & \\
H_2O & \rightleftharpoons & H^+ & + & OH^- \\
 & & \Downarrow\Uparrow & & \\
 & & CH_3COOH & &
\end{array}
$$

溶液中 CH_3COO^- 和水电离出的 H^+ 结合生成弱电解质 CH_3COOH，使 $[H^+]$ 减小，破坏了水的电离平衡，水的电离平衡向右移动。最终溶液中 $[H^+]$ 越来越小，$[OH^-]$ 越来越大，达到新平衡后，溶液里 $[OH^-]>[H^+]$，使醋酸钠溶液显碱性。

由此得出：强碱弱酸盐（又称弱酸强碱盐）水解后溶液显碱性。再如碳酸钠（Na_2CO_3）、碳酸氢钠（$NaHCO_3$）、硫化钠（Na_2S）等盐的水解也属于这种类型。

（二）强酸弱碱盐的水解

以氯化铵（NH_4Cl）为例，NH_4Cl 是强酸盐酸（HCl）和弱碱氨水（$NH_3 \cdot H_2O$）生成的盐。

氯化铵 NH_4Cl 在水中全部电离成 NH_4^+ 和 Cl^-，同时水也电离出少量的 H^+ 和 OH^-，表示如下：

$$
\begin{array}{cccc}
NH_4Cl & = & NH_4^+ & + \quad Cl^- \\
 & & + & \\
H_2O & \rightleftharpoons & OH^- & + \quad H^+ \\
 & & \Updownarrow & \\
 & & NH_3 \cdot H_2O &
\end{array}
$$

溶液中 NH_4^+ 和水电离出的 OH^- 结合生成弱电解质 $NH_3 \cdot H_2O$，破坏了水的电离平衡，使水的电离平衡向右移动，溶液中［OH^-］越来越小，［H^+］越来越大，达到新平衡后，溶液里［H^+］＞［OH^-］，使氯化铵溶液显酸性。

由此得出：强酸弱碱盐（又称弱碱强酸盐）水解后溶液显酸性。再如氯化铁（$FeCl_3$），硝酸铵（NH_4NO_3），硫酸铝［（$Al_2(SO_4)_3$）］等盐的水解也属于这种类型。

（三）强酸强碱盐

以氯化钠（NaCl）为例，NaCl 是强酸盐酸（HCl）和强碱氢氧化钠（NaOH）生成的盐。

NaCl 在水中完全电离成 Na^+ 和 Cl^-，但 Na^+ 和 Cl^- 不能与水中 H^+ 和 OH^- 结合生成弱电解质，水的电离平衡不受影响，溶液中［H^+］＝［OH^-］，溶液呈中性。

由此得出强酸强碱盐不水解，溶液呈中性。例如氯化钾（KCl）、硝酸钾（KNO_3）、硫酸钠（Na_2SO_4）等盐属于这种类型。

（四）弱酸弱碱盐

如醋酸铵（CH_3COONH_4）、碳酸铵［（$(NH_4)_2CO_3$］等，水解情况比较复杂，在这里不做讨论。

综上所述，如果生成盐类的酸或碱是弱电解质，则它可以水解；如果强酸和强碱生成的盐不能发生水解。

盐的水解在日常生活和医药卫生方面都有很重要的意义。例如，明矾［$KAl(SO_4)_2 \cdot 12H_2O$］净水原理就是利用它水解生成的氢氧化铝胶体能吸附杂质这一作用；临床上治疗胃酸过多或酸中毒时，使用的碳酸氢钠（$NaHCO_3$）或乳酸钠（$C_3H_5O_3Na$）就是利用它们水解后显弱碱性的作用；治疗碱中毒，使用氯化铵（NH_4Cl）则是利用它水解后显弱酸性的

课堂互动

1. 判断下列溶液的酸碱性：Na_2CO_3、NaCl、NH_4Cl、K_2SO_4。

2. 临床上为什么用碳酸氢钠（$NaHCO_3$）和乳酸钠（$C_3H_5O_3Na$）纠正酸中毒？用氯化铵（NH_4Cl）纠正碱中毒？

作用。

盐的水解也会带来不利影响。某些药物如青霉素钠盐和钾盐因易水解而变质，应该密封保存在干燥处，以免其水解变质。

第四节　缓冲溶液

一、缓冲作用和缓冲溶液

纯水和一般的溶液都有它固定的 pH，当加入少量的酸或碱时，它们的 pH 都会在外来酸或碱的影响下发生明显的改变。但是有的溶液却能保持一定的 pH，不因外界少量的酸或碱而使其 pH 值有明显的变化。比如人体的血液，每天许多酸碱性不同的代谢物质进入体内，而血液 pH 却能维持在一定范围（7.35～7.45）。这说明人体血液具有抵抗少量酸或少量碱的能力。

溶液能抵抗外来少量酸或少量碱而保持溶液 pH 几乎不变的作用，叫缓冲作用。具有缓冲作用的溶液称为缓冲溶液。

二、缓冲溶液的组成

缓冲溶液之所以具有缓冲作用，是由于在缓冲溶液中同时含有足量的抵抗外来少量酸或少量碱的成分。通常把这两种成分称为缓冲对或缓冲系。其中能抵抗外来少量酸的成分称为抗酸成分，能抵抗外来少量碱的成分称为抗碱成分。常用的缓冲对有 3 种类型。

1. 弱酸及其对应的盐

例如：

抗碱成分 — 抗酸成分

CH_3COOH — CH_3COONa

H_2CO_3 — $NaHCO_3$

H_3PO_4 — NaH_2PO_4

2. 弱碱及其对应的盐

例如：

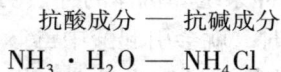

抗酸成分 — 抗碱成分

$NH_3 \cdot H_2O$ — NH_4Cl

3. 多元弱酸的酸式盐及其对应的次级盐

例如：

抗碱成分 — 抗酸成分

$NaHCO_3$ — Na_2CO_3

NaH_2PO_4 — Na_2HPO_4

课堂互动

1．下列哪对物质可以作缓冲对：①CH_3COOH/H_2CO_3；②CH_3COOH/CH_3COONa；③ $NH_3 \cdot H_2O$/ NaOH；④$NH_3 \cdot H_2O$/ NaCl。

2．常用的缓冲对有哪些主要类型?

三、缓冲溶液在医学上的意义

缓冲溶液在医学上有着广泛的用途。在生物体内的许多化学反应，受着各种酶的控制，而每一种酶只有在一定的 pH 下才有活性。如胃的蛋白酶所需的 pH 是 1.5～2.0，pH 超过 4.0 时，它完全失去活性。另外，微生物的培养，组织的切片和细菌染色，中草药成分的提取分离，血库中血液的冷藏等都需要保持 pH 几乎不变的缓冲溶液。

缓冲溶液在人体内也很重要，人体的血液就是一个缓冲体系。血液的 pH 维持在 7.35～7.45 这一窄小范围内，变化甚微，除了肺、肾的调节作用外，主要是血液中含有多种缓冲对。

血液中起缓冲作用的主要缓冲对如下。

血浆中：H_2CO_3—$NaHCO_3$，NaH_2PO_4—Na_2HPO_4，H－血浆蛋白 —Na－血浆蛋白；

红细胞中：H_2CO_3—$KHCO_3$，H－血红蛋白—K－血红蛋白，KH_2PO_4—K_2HPO_4，H－氧合血红蛋白 — K－氧合血红蛋白。

在这些缓冲对中，碳酸和碳酸氢盐缓冲对在血液中浓度最高，缓冲能力最强，对维持血液正常的 pH 起着决定性的作用。在人体代谢过程中产生的酸性或碱性物质以及食入的酸性或碱性物质进入血液后，正是这些缓冲对发挥其抗酸抗碱作用，才使血液的 pH 维持稳定。

以 H_2CO_3—$NaHCO_3$为例，在 H_2CO_3—$NaHCO_3$缓冲体系中存在电离平衡：

$$H_2CO_3 \rightleftharpoons H^+ + HCO_3^-$$

当人体代谢过程产生的酸性物质进入血液时，HCO_3^- 就会立即与它结合生成 H_2CO_3，使平衡向左移动。H_2CO_3不稳定又会分解成 CO_2和 H_2O，形成的 CO_2由肺部排出。而消耗掉的 HCO_3^- 可通过肾脏的调节得以补偿，这样能抑制酸度变化，使血液的 pH 保持在正常范围内。肺气肿引起的肺部换气不足、糖尿病以及食用低碳水化合物和高脂肪食物等，常引起血液中 H^+浓度的增加，但通过血液中缓冲体系调整及机体的补偿功能，可使血液的 pH 基本保持恒定。但在严重腹泻时，由于丧失的 HCO_3^- 过多或因肾衰竭引起的 H^+的排泄减少，缓冲系统和机体的补偿功能往往不能有效的发挥作用而使血液的 pH 下降，当 $pH < 7.35$ 时，就会引起酸中毒。

当人体代谢过程中产生的碱性物质进入血液时，缓冲溶液中的 H_2CO_3发挥其抗碱作用。使缓冲体系中的平衡向右移动，以补充消耗的 H^+，而生成的过量的 HCO_3^- 将随血液流经肾脏时进行生理调节，随尿液排除体外，从而保持 pH 基本恒定。但当出现发高烧、换气过速、摄入过多的碱性物质，而且缓冲系统和机体补偿功不能发挥很好作用时，血液的 pH 就会升高，当 $pH > 7.45$ 时，则引起碱中毒。

综上所述，由于血液中多种缓冲对的缓冲作用以及肺、肾的调节作用，正常人血液的 pH 得以维持在 7.35～7.45 之间。但任何缓冲溶液的缓冲能力都是有一定限度的，当机体代谢发生障碍时，血液中酸度或碱度增加，而缓冲对不能有效发挥功能时，血液的 pH 就会升高或下降，从而出现酸中毒或碱中毒，引起严重后果，甚至会危及生命。

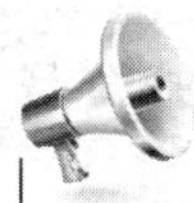

知识链接

人体内的电解质

电解质是人体体液（包括细胞内液和外液）的重要组成部分。体液中的电解质主要是盐类物质溶于水形成的，体内电解质溶液的主要成分是钠离子、钾离子、钙离子、镁离子、氯离子、碳酸氢根离子、磷酸氢根离子和硫酸根离子。

体内血液中，钠离子的含量应保持稳定，这是维持正常渗透压的重要条件。健康的成人每天需要食盐约5~10g，主要来自饮食，如果血浆中钠离子浓度增大，就会造成血浆渗透压升高，红细胞里的水分就会向外渗透，造成红细胞脱水；如果血浆中的钠离子浓度减小，血浆的渗透压就会降低，水就会从血浆中进入红细胞中，造成细胞水肿，甚至破裂。

人体中体液总量的维持，也非常重要。人体每天摄入和排出的水与电解质，以及人体内各部分体液的量、组成、电解质浓度等均处于动态平衡中，以维持体内环境相对稳定，称为水与电解质平衡。无论是体液减少还是增多，都可能造成电解质与水之间平衡的紊乱。许多器官系统的疾病和一些全身性的病理过程（如肾病、呕吐和腹泻等）都可以引起或伴有水、电解质代谢紊乱。另外外界环境的某些变化，也常导致水、电解质代谢紊乱。如果得不到及时的纠正，水、电解质代谢紊乱本身又可使全身器官系统特别是心血管系统、神经系统的生理功能和机体的物质代谢发生相应的障碍，严重时可导致死亡。

另外，神经、肌肉的应激性，需要体液中一定浓度和比例的电解质来维持。当钠离子、钾离子过低时，神经肌肉应激性降低，可出现四肢无力甚至麻痹；钙离子、镁离子过高时，神经、肌肉应激性增高，可出现手足抽搐等现象。

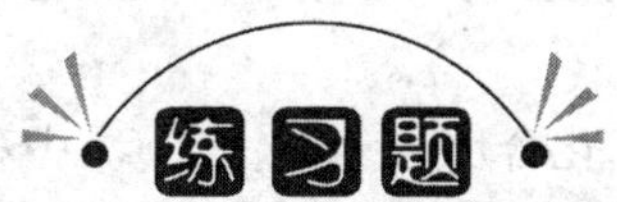

一、名词解释

1. 电离平衡　2. 电离平衡移动　3. 同离子效应　4. 缓冲溶液　5. 盐的水解

二、填空题

1. 根据________的不同，可电解质分为________和________。在水溶液里只有部分电离成离子的电解质称为________，例如________和________。

2. 在醋酸溶液中分别加入盐酸、氢氧化钠、醋酸钠，则醋酸的电离平衡分别向________、________和________方向移动。

3. 正常人体血液的 pH 总是维持在________之间。临床上所说的酸中毒是指________，碱中毒是指________；治疗酸中毒用________，治疗碱中毒用________。

4. $[H^+]=10^{-5}$mol/L 的溶液，pH =________，溶液呈________性；将 pH 调到 11，

则 [H^+] =________mol/L，溶液呈________性。

5. 人体血液中浓度最大、缓冲能力最强的缓冲对是__________，其抗酸成分是________，抗碱成分是________。

三、选择题

1. 下列物质属于强电解质的是（　　）。

A. 氨水　　B. 醋酸　　C. 盐酸　　D. 碳酸

2. 下列物质属于弱电解质的是（　　）

A. 氯化钠　　B. 氯化铵　　C. 醋酸　　D. 醋酸钠

3. 关于酸性溶液下列叙述正确的是（　　）

A. 只有 H^+ 存在　　B. [H^+] < 10^{-7}mol/L

C. [H^+] > [OH^-]　　D. pH = 7

4. [H^+] = 10^{-10}mol/L 的溶液，pH 为（　　）。

A. 1　　B. 4　　C. 10　　D. 14

5. 0.01mol/L 的盐酸溶液，其 [H^+] 和 pH 分别为（　　）

A. 0.01mol/L 和 2　　B. 0.01mol/L 和 12

C. 10^{-12}mol/L 和 2　　D. 10^{-12}mol/L 和 12

6. 已知成人胃液 pH = 1，婴儿胃液 pH = 5，成人胃液中的 [H^+] 是婴儿胃液中的 [H^+] 的（　　）倍。

A. 4 倍　　B. 5 倍　　C. 10^4倍　　D. 10^{-4}倍

7. 某溶液中 [H^+] = 1.0×10^{-6}mol/L，则 [OH^-] 是（　　）。

A. 1.0×10^{-8}mol/L　　B. 1.0×10^{-7}mol/L

C. 1.0×10^{-6}mol/L　　D. 1.0×10^{-14}mol/L

8. 下列溶液水解后显弱碱性的是（　　）。

A. NaOH　　B. $NaHCO_3$　　C. NaCl　　D. NH_4Cl

9. 盐类水解反应的逆反应是（　　）。

A. 分解反应　　B. 化合反应　　C. 中和反应　　D. 离子反应

10. 下列哪种溶液具有缓冲作用（　　）。

A. 2mol/L 的醋酸溶液

B. 1mol/L 盐酸与 1mol/L 的氯化钠溶液混合

C. 2mol/L 的氨水溶液

D. 1mol/L 氨水与 1mol/L 的氯化铵溶液混合

四、简答题

1. 在验证醋酸和氨水溶液的导电性时，发现醋酸和氨水溶液导电时灯泡较暗，如果将两种溶液混合在一起验证，发现灯泡十分明亮，为什么？

2. 日常生活中，人们经常食用一些酸性或碱性食物，但血液的 pH 总能维持在 7.35 ~ 7.45 之间，为什么？

（江秋志）

有机化合物概述

要点导航

掌握有机化合物的特性。
理解有机化合物的结构。
了解有机化合物的概念及分类方法。

第一节　有机化合物及其特性

自然界的物质种类繁多，数不胜数。为了系统研究各种物质，根据它们的组成、结构、性质及来源，通常将物质分为无机化合物和有机化合物两大类。化学家最初界定无机物和有机物就是从它们的来源的不同出发的。19 世纪以前，人们已知的有机物都从动植物等有机体中取得，所以把这类化合物叫做有机物。到19 世纪20 年代，科学家先后用无机物人工合成了许多有机物，如尿素、醋酸、脂肪等，从而打破有机物只能从有机体中取得的观念。现在有机化合物的名称已失去原有的意义，只是化学界仍在沿用这一习惯名称。有机物遍布于人类的物质世界，在人们的衣食住行、医疗卫生、工农业生产、能源、材料、生命科学等领域中起着重要的作用。在本章中，我们主要学习有机物的概念、结构、特性和分类等一些基础知识。

一、有机化合物的概念

大多数有机化合物由碳、氢、氧、氮等元素组成，少数还含有硫、磷、卤素等。这几种为数不多的元素，以不同的原子数目和排列方式组成不同的有机化合物分子。任何一种有机化合物，其分子组成中都含有碳元素，绝大多数还含有氢元素。由于有机化合物分子中的氢原子可以被其他的原子或原子团所替代，从而衍生出许多不同种类的有机化合物，所以现代人们把碳氢化合物及其衍生物称为有机化合物，简称有机物。研究有机化合物的化学称为有机化学。但并非所有的含碳化合物都是有机物，少数含碳化合物如：一氧化碳、二氧化碳、碳酸及其盐、金属碳化物等，由于其组成和性质与无机物相似，习惯上仍把它们归为无机物。

有机化合物与医学的关系十分紧密。人体组织主要由有机物组成，如生命物质蛋白质、糖类、脂肪、维生素等都属于有机物，人类生命的过程，主要为人体内有机化学反应的结果；绝大多数合成药物和中草药的有效成分，都是有机物，它们的结构和性质决定了应用及疗效。所以学习有机化学基础知识，对学习医学、护理学、药学等科学是非常必要的。

二、有机化合物的结构

有机化合物的结构特点，主要是由碳原子的结构特点决定的。

（一）碳原子的结构

碳原子位于元素周期表中第2周期第ⅣA族，最外层有4个电子，它既不容易失去电子也不容易得到电子，为不活泼的非金属元素。因此，在有机化合物中碳原子易与其他原子共用4对电子达到8电子的稳定结构，表现为4价。把原子间通过共用电子对形成的化学键称为共价键，可用短线“—”表示。

例如：甲烷（CH_4）分子中，碳原子最外电子层的4个电子，能与4个氢原子各出一个电子配对成共用电子对，形成4个共价键。如果以“×”表示氢原子的1个电子，以“·”表示碳原子的最外层电子，则是甲烷分子的电子式；如果把电子式中的共用电子对用短线“—”表示，则为甲烷分子的结构式。

这种能表示有机化合物分子中原子之间的连接顺序和方式的图式，称为分子结构式，简称结构式。

（二）碳碳键的类型

有机化合物中，碳原子的4个价电子不仅能与氢原子或其他原子（O、N、S等）形成共价键，而且碳原子之间也能相互形成共价键。两个碳原子之间共用一对电子形成的共价键称为碳碳单键；两个碳原子之间共用两对电子形成的共价键称为碳碳双键；两个碳原子之间共用三对电子形成的共价键称为碳碳叁键。碳原子之间的单键、双键、叁键可表示如下。

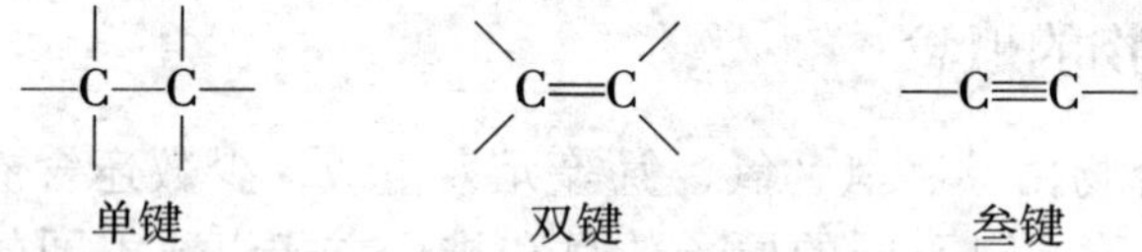

碳原子之间还能够相互连接形成长短不一的链状和各种不同的环状，构成有机化合物的基本骨架。例如：

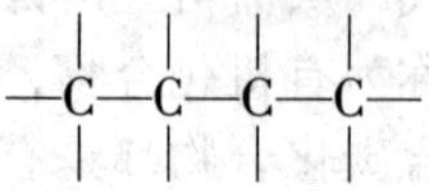

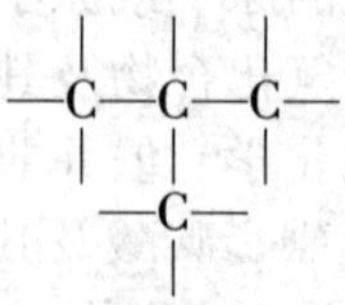

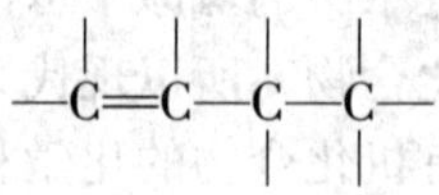

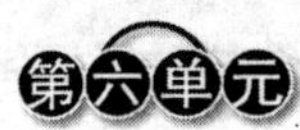

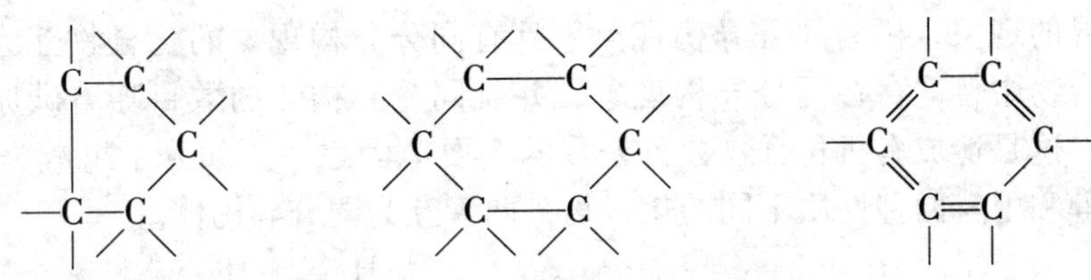

这些结构上的特点，是造成有机化合物种类繁多的原因之一。

三、有机化合物的特性

不同的有机化合物，它们的性质各不相同。但有机化合物也具有共性，碳原子的特殊结构导致了大多数有机物与无机物相比具有下列特性。

1. 易燃烧

绝大多数有机化合物都可以燃烧，如棉花、油脂、乙醇、汽油等。如果有机化合物只含有碳和氢两种元素，则燃烧的最终产物是二氧化碳和水。而大部分无机物如酸、碱、盐、氧化物等则不能燃烧。因此，通过检验物质是否燃烧可初步区别有机物和无机物。

2. 熔点低

有机化合物的熔点都较低，一般不超过400℃。如尿素的熔点为133℃，无水葡萄糖的熔点为146℃。而无机化合物的熔点一般较高，如氯化钠的熔点是800℃，氧化铝的熔点则高达2050℃。

3. 难溶于水，易溶于有机溶剂

绝大多数有机化合物难溶或不溶于水，而易溶于乙醇、汽油、乙醚等有机溶剂。因此，有机物反应常在有机溶剂中进行。而无机化合物则相反，大多易溶于水，难溶于有机溶剂。

4. 稳定性差

多数有机化合物不如无机化合物稳定，常因温度、细菌、空气或光照的影响而分解变质。例如维生素C片剂是白色的，若长时间放置于空气中会被氧化而变质呈黄色，失去药效。此外许多抗生素片剂或针剂，经过一定时间后也会发生变质而失效，就是因为这些药物稳定性差，所以常注明有效期。

5. 反应速度比较慢

有机化合物之间的反应速度较慢，有时需要几小时、几天，甚至更长时间才能完成，所以常采用加热、光照或使用催化剂等方法加快反应的进行。而无机化合物之间的反应主要是阴阳离子间的反应，因此反应速度很快，如酸碱中和反应能在瞬间完成。

6. 反应产物复杂

多数有机化合物之间的反应，常伴有副反应发生，所以反应产物复杂，常常是混合物。而无机物之间的反应比较专一，一般没有副反应发生。

> **课堂互动**
>
> 1.你能否解释为什么有机化合物的数量比无机化合物多?
>
> 2.你知道如何清洗衣服上的油漆吗?为什么?

7. 普遍存在同分异构现象

化合物具有相同分子式，但结构不同，

从而性质各异的现象，称为同分异构现象。具有同分异构现象的化合物互为同分异构体。有机化合物中普遍存在同分异构现象，并且同分异构体的数目随着碳原子数目的增多而增多，这是造成有机化合物数目繁多的主要原因之一。如分子组成为 C_2H_6O 的物质就有乙醇和甲醚两种性质不同的化合物，两者互为同分异构体。

$$\begin{array}{ccccccccc} & & H & & H & & & & \\ & & | & & | & & & & \\ H & — & C & — & C & — & O & — & H \\ & & | & & | & & & & \\ & & H & & H & & & & \end{array} \qquad \begin{array}{ccccccccc} & & H & & & & H & & \\ & & | & & & & | & & \\ H & — & C & — & O & — & C & — & H \\ & & | & & & & | & & \\ & & H & & & & H & & \end{array}$$

乙醇（沸点 78.3℃）　　甲醚（沸点 -23.6℃）

第二节　有机化合物的分类

有机化合物的数目众多，种类繁杂，为方便学习和研究，需要对其进行科学分类。常用的分类方法有两种：按碳链分类和按官能团分类。

一、按碳链分类

- 有机化合物
  - 开链化合物（脂肪族化合物）
  - 闭链化合物
    - 碳环化合物
      - 脂环族化合物
      - 芳香族化合物
    - 杂环化合物

（一）开链化合物

开链化合物是指碳与碳或碳与其他元素原子之间相互连接成链状的有机化合物。由于这类化合物最初是从脂肪中得到的，所以又称脂肪族化合物。例如：

$$CH_3—CH_2—OH \qquad CH_3—CH_2—CH_2—CH_3 \qquad \begin{array}{ccccc} & & CH_3 & & \\ & & | & & \\ CH_3 & — & C & — & CH_3 \\ & & | & & \\ & & CH_3 & & \end{array}$$

乙醇　　丁烷　　新戊烷

（二）闭链化合物

闭链化合物是指碳与碳或碳与其他元素原子之间连接成环状的有机化合物。根据分子中成环的原子种类不同，又分为碳环化合物和杂环化合物。

1. 碳环化合物

是指分子中组成环的原子全部都是碳原子的化合物。根据碳环结构不同，又分为脂环族化合物和芳香族化合物。

（1）脂环族化合物　是指与脂肪族化合物（开链化合物）性质相似的碳环化合物。例如：

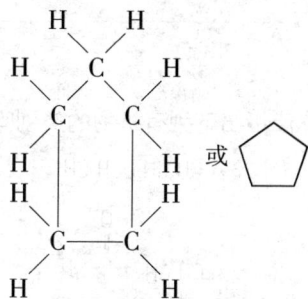

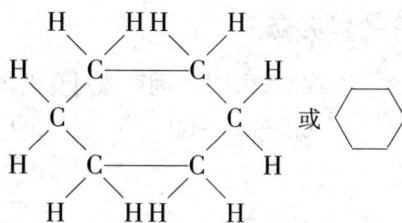

环戊烷　　　　环己烷

（2）芳香族化合物　多数是指苯和含有苯环的化合物。例如：

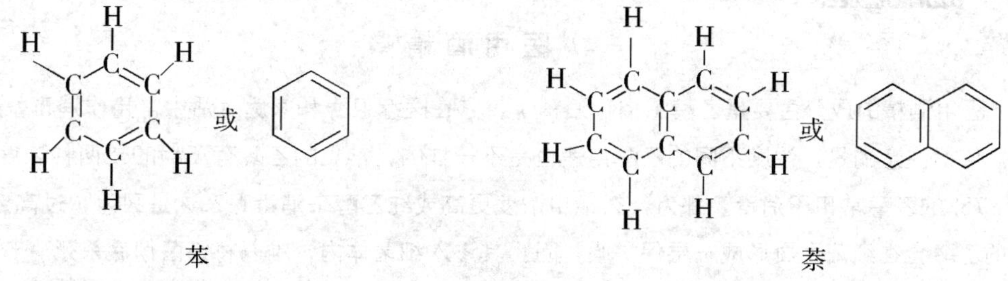

苯　　　　萘

2. 杂环化合物

是指组成环的原子除碳原子外，还含有其他元素原子的化合物。例如：

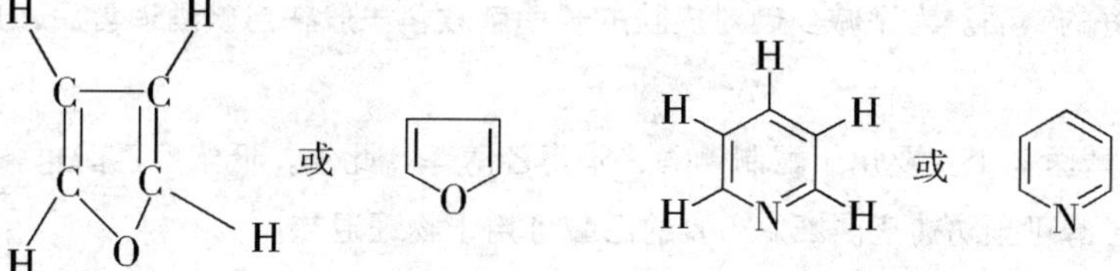

二、按官能团分类

能决定一类有机化合物的化学特性的原子或原子团，称为官能团。官能团是分子中比较活泼而易发生反应的原子或原子团，常决定着化合物的主要化学性质。含有相同官能团的化合物具有相似的化学性质，按分子中所含官能团的不同，可将有机化合物分为若干类。表 6－1 中列出几类比较重要的有机物和它们所含的官能团。

表 6－1　部分有机化合物类型及官能团

化合物类型	官能团名称	官能团结构	化合物类型	官能团名称	官能团结构
烯烃	碳碳双键	$\rangle C=C \langle$	醛	醛基	$-\overset{\overset{O}{\|}}{C}-H$
炔烃	碳碳叁键	$-C\equiv C-$	酮	酮基	$-\overset{\overset{O}{\|}}{C}-$
醇和酚	羟基	$-OH$	羧酸	羧基	$-\overset{\overset{O}{\|}}{C}-OH$
醚	醚键	$-O-$			

课堂互动

按照官能团的不同可以对有机物进行分类，你能指出下列有机物的类别吗？

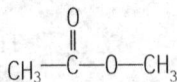

$CH_3—CH_2—OH$　　$CH_3CH_2CH═CH_2$　　$CH_3CH_2OCH_2CH_3$

$CH_3—\overset{O}{\overset{\|}{C}}—CH$　　$CH_3—\overset{O}{\overset{\|}{C}}—O—CH_3$　　$CH_3CH_2—\overset{O}{\overset{\|}{C}}—H$

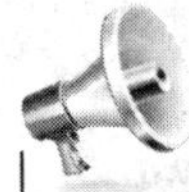

知识链接

医用酒精

医用酒精的成分主要是乙醇（俗称酒精），它在医疗卫生和家庭生活中常用作消毒杀菌剂。值得注意的是，浓度不同的乙醇用途也是不一样的，常见的乙醇有75%和95%两种浓度。

75%的乙醇常用于消毒。那为什么不用浓度更高或纯乙醇来消毒呢？这是因为，过高浓度的乙醇会在细菌表面形成一层保护膜，阻止其渗入细菌体内，难以将细菌彻底杀死。若乙醇浓度过低，虽可渗入细菌内部，但不能将其体内的蛋白质凝固，同样也不能将细菌彻底杀死。另外，乙醇只能杀死细菌，不能杀死芽孢和病毒，所以医疗注射或手术前的皮肤消毒常使用效果更好的碘酒。为了减少碘对皮肤的长期刺激，一般在用碘酒消毒后，用75%的乙醇脱去碘。

95%的乙醇医药上主要用于配制碘酒、消毒乙醇等。此外，低浓度乙醇也各有所用。40%~50%的乙醇可预防褥疮。25%~50%的乙醇可用于物理退热。

一、名词解释

1. 有机化合物　　2. 结构式　　3. 官能团

二、填空题

1. 大多数有机化合物含有________、________、________、________等元素。

2. 与多数无机物相比，有机物一般具有________、________、________、________、________、________、________等特性。

3. 按照有机化合物的碳链形式，可将有机物分成________、________两大类。

4. 有机物分子中，两个碳原子之间共用一对电子形成的共价键称为________；共用两对电子或三对电子形成的共价键分别称为________和________。

三、选择题

1. 下列物质中，属于有机物的是（　　）。

A. CO_2　　B. $CaCO_3$　　C. CH_4　　D. H_2CO_3

2. 下列不属于碳原子结合方式的是（　　）。

A. 单键　　B. 双键　　C. 叁键　　D. 四键

3. 下列物质中，不容易变质的是（　　）。

A. 维生素片剂　　B. 抗生素片剂　　C. 油脂　　D. 大理石

4. 下列方法得不到有机物的是（　　）。

A. 动物体内提取　　B. 人工合成

C. 煮沸蒸馏水　　D. 培养微生物

5. 下列有机物中，属于开链化合物的是（　　）。

A. $CH_3CH_2CH=CH_2$　　B. 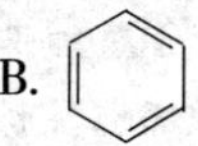

C. 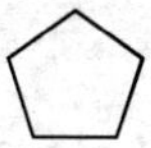　　D. 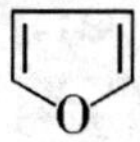 O

（魏剑平）

第七单元　烃

要点导航

掌握烷烃、烯烃、炔烃、芳香烃的系统命名方法。

熟悉烃类化合物在医学上的应用。

了解烃的概念、分类、性质。

理解烷烃、烯烃、炔烃和芳香烃的结构特点。

第一节　烃的概念、分类及应用

只由碳和氢两种元素组成的有机化合物称为碳氢化合物，简称烃。烃分子中的氢原子被其他原子或者原子团所取代后而生成的一系列化合物称为烃的衍生物。烃是最简单的有机化合物，其他各类有机化合物都可以看作是烃的衍生物。烃的种类很多，根据烃分子中碳原子互相连接的方式不同，可以将烃分为开链烃和闭链烃两大类。

开链烃简称链烃，其分子结构特征是：碳原子互相连接成开放的链状结构。根据分子中所含碳与氢的比例不同，开链烃又可分为饱和链烃和不饱和链烃。饱和链烃又称烷烃。不饱和链烃包括烯烃和炔烃。

闭链烃又称环烃，其分子结构特征是：碳原子全部或部分相连接成闭合的环状结构。环烃可分为脂环烃和芳香烃。

- 烃
  - 开链烃
    - 饱和链烃（烷烃）
    - 不饱和链烃
      - 烯烃
      - 炔烃
  - 闭链烃
    - 芳香烃
    - 脂环烃

烃在实际生活中有着非常广泛的用途。如我们生活中使用的天然气的主要成分就是甲烷，液化气的主要成分是丁烷，汽油是多种烷烃的混合物，它们是常用的燃料和化工原料；烯烃多用于合成各种聚合物，比如塑料、橡胶、纤维、复合材料等；芳香烃是合成多种药物的原料，医药化工中也常用芳香烃作为溶剂。烃是有机化合物的母体，常用来合成其他有机化合物。

第二节 饱和链烃

一、烷烃的结构

（一）烷烃的结构

烃分子中，碳原子之间都以碳碳单键结合成链状，剩余的价键全部与氢原子相结合。这样的烃称为饱和链烃，又称烷烃。

甲烷（CH_4）是最简单的烷烃，它是天然气和沼气的主要成分。科学实验证明，甲烷的空间结构是正四面体，碳原子位于正四面体的中心，和碳原子相连的4个氢原子分别位于正四面体的4个顶点上，4个C—H键之间的键角为109°28′。其他烷烃的结构特点与甲烷相似，由于碳原子上所连的四个原子或原子团有所不同，键角稍有变化但仍接近109°28′，分子中碳原子之间相连接成锯齿状。如甲烷与正戊烷的分子模型见图7－1、图7－2所示。

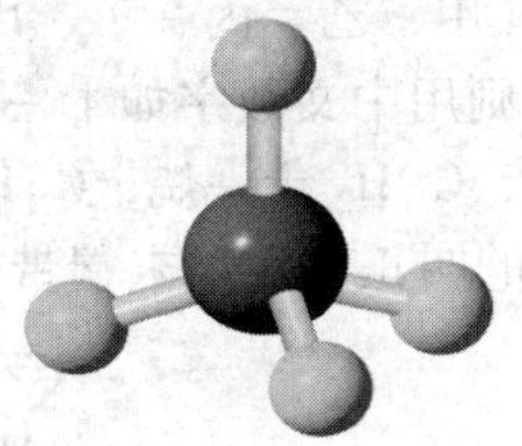

图7－1　甲烷的分子模型图

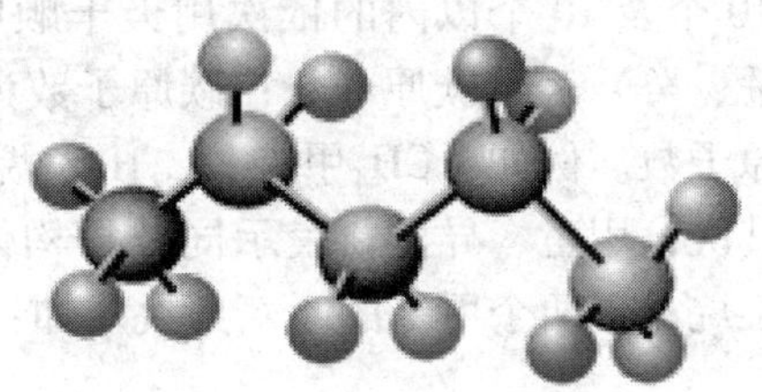

图7－2　正戊烷的分子模型

（二）烷烃的同系物

在有机化合物里，有一系列结构和性质与甲烷很相似的烃，如乙烷、丙烷、丁烷等。

$$\begin{array}{ccccccc} & & H & & H & & \\ & & | & & | & & \\ H & — & C & — & C & — & H \\ & & | & & | & & \\ & & H & & H & & \end{array} \qquad \begin{array}{ccccccccc} & & H & & H & & H & & \\ & & | & & | & & | & & \\ H & — & C & — & C & — & C & — & H \\ & & | & & | & & | & & \\ & & H & & H & & H & & \end{array} \qquad \begin{array}{ccccccccccc} & & H & & H & & H & & H & & \\ & & | & & | & & | & & | & & \\ H & — & C & — & C & — & C & — & C & — & H \\ & & | & & | & & | & & | & & \\ & & H & & H & & H & & H & & \end{array}$$

乙烷（C_2H_6）　　　丙烷（C_3H_8）　　　丁烷（C_4H_{10}）

比较这些烷烃可以看出，相邻的两个烷烃在分子组成上都相差一个CH_2原子团，并且每个烷烃分子中氢原子数比碳原子数的2倍多2个。因此，烷烃的分子组成通式为C_nH_{2n+2}（n为自然数，表示碳原子的个数）。

有机化学上把这种结构相似、分子组成上相差一个或若干个CH_2原子团的一系列化合物称为同系列。同系列中的化合物互称为同系物。由于结构相似，同系物的化学性质相似，其物理性质一般随碳原子数目的变化表现出规律性的变化。

二、烷烃的命名

（一）碳原子的种类

在烷烃中碳原子与碳原子之间有4种结合方式，因此将碳原子分为伯（1°）、仲（2°）、叔（3°）、季（4°）四类。

$$\overset{1}{C}H_3-\underset{\substack{|\\ \overset{6}{C}H_3}}{\overset{2}{C}H}-\overset{3}{C}H_2-\overset{4}{C}(\overset{7}{C}H_3)(\overset{8}{C}H_3)-\overset{5}{C}H_3$$

在上述结构中，只与一个碳原子直接相连的碳原子叫做伯碳原子（如 C_1，C_5，C_6，C_7，C_8）；与两个碳原子直接相连的叫做仲碳原子（如 C_3）；与 3 个碳原子直接相连的碳原子叫做叔碳原子（如 C_2）；与 4 个碳原子直接相连的碳原子叫做季碳原子（如 C_4）。连在伯、仲和叔碳原子上的氢，分别称为伯、仲和叔氢原子，无季氢原子。

（二）烷烃的命名

有机化合物的种类繁多，数目庞大，又有许多复杂的结构，所以必须有一个合理的命名方法，以便于识别。有机化合物的命名，一般采用普通命名法和系统命名法。

1. 普通命名法

适用于结构比较简单的烷烃。首先，根据分子中碳原子数目称为“某烷”，碳原子数为 10 个及 10 个以内的依次用天干顺序的 10 个字（甲、乙、丙、丁、戊、己、庚、辛、壬、癸）表示碳原子数；碳原子数为 10 个以上的则用中文数字如十一、十二等表示碳原子数。例如：CH_4 甲烷，C_2H_6 乙烷，$C_{10}H_{22}$ 癸烷，$C_{11}H_{24}$ 十一烷，$C_{21}H_{44}$ 二十一烷等。其次，用正、异、新表示同分异构体。不含支链的叫正某烷；末端带一个甲基的叫异某烷；带两个甲基的叫新某烷。如：

$$CH_3-CH_2-CH_2-CH_2-CH_3$$

正戊烷

$$CH_3-\overset{\overset{CH_3}{|}}{CH}-CH_2-CH_3$$

异戊烷

$$CH_3-\underset{\underset{CH_3}{|}}{\overset{\overset{CH_3}{|}}{C}}-CH_3$$

新戊烷

2. 系统命名法

适用于所有的有机化合物，但实际上一般多用于命名较复杂的烷烃。

在系统命名法中，烃分子去掉一个氢原子所剩下的原子团称烃基。烷烃分子中去掉一个氢原子所剩下的原子团叫做烷烃基，简称烷基，通常用（R—）表示。烷基的命名根据烷烃而定。多于两个碳原子的烷烃，由于断键的位置不同，有可能产生出多个不同的烷基。常见的烷基见表 7－1。

表 7－1　常见的烷基及其结构简式

烷烃	分子式	烷基名称	结构简式
甲烷	CH_4	甲基	CH_3-
乙烷	CH_3CH_3	乙基	CH_3CH_2-
丙烷	$CH_3CH_2CH_3$	正丙基	$CH_3CH_2CH_2-$
		异丙基	$\underset{\vert}{CH_3CHCH_3}$

烷烃的系统命名法规则如下。

（1）选主链　选择最长的碳链为主链，根据主链上碳原子个数称为“某烷”。支链作为取代基。如果同时有几条等长的碳链时，应选择含取代基多的碳链为主链。

（2）编号位　从最靠近取代基（支链）的一端开始，用阿拉伯数字给主链的碳原子编号，以确定取代基的位次。如果主链上有多个取代基，应根据取代基位次之和最小的原则进行编号。取代基的位次与名称之间用短线隔开，写在“某烷”之前。例如：

```
 1     2     3      4      5
CH3—CH—CH2—CH2—CH3
       |
      CH3
```

2－甲基戊烷

```
 1     2     3     4     5     6
CH3—CH—CH2—CH—CH2—CH3
       |           |
      CH3        CH2CH3
```

2－甲基－4－乙基己烷

```
      CH3         CH3
 1   2|      3   4|   5
CH3—CH—CH2—C—CH3
                  |
                 CH3
```

错误的编号

```
      CH3         CH3
 5   4|      3   2|   1
CH3—CH—CH2—C—CH3
                  |
                 CH3
```

正确的编号

2,2,4－三甲基戊烷

（3）定名称　将取代基的位次、数目、名称依次写在“某烷”之前。若主链上连有相同的取代基，将取代基合并，位次之间用“,”隔开，用二、三……等中文数字表示取代基的数目。若取代基不同，简单的写在前面，复杂的写在后面，两个取代基之间以短线隔开。例如：

```
 1     2     3     4      5
CH3—CH—CH—CH2—CH3
       |     |
      CH3   CH3
```

2,3－二甲基戊烷

```
                      CH3
 6      5      4     |3   2     1
CH3—CH2—CH—C—CH2—CH3
               |     |
              CH2   CH3
               |
              CH3
```

3,3－二甲基－4－乙基己烷

三、烷烃的性质

由于烷烃分子中的C—C键和C—H键都很稳定，所以在一般情况下，烷烃具有极大的化学稳定性，与强酸、强碱及常见的氧化剂、还原剂都不易发生化学反应。但在一定条件下，烷烃也能发生反应而生成许多重要化合物。

> **课堂互动**
>
> 你能用系统命名法给下列烷烃命名吗？
>
> ```
> CH3—CH2—CH—CH—CH3
>          |    |
>         C2H5 CH3
>
>                    C2H5
>                     |
> CH3—CH2—CH—C—CH3
>               |   |
>              CH3 CH3
> ```

（一）氧化反应

烷烃能在空气中燃烧生成二氧化碳和水，并放出大量的热，因此烷烃可用作燃料。一些烷烃与空气在一定比例范围内混合，点燃易发生爆炸。

$$CH_4 + 2O_2 \xrightarrow{\text{点燃}} CO_2 + 2H_2O + 878.6kJ/mol$$

（二）取代反应

烷烃和卤素单质在光照、高温或催化剂的作用下，烷烃分子中的氢原子容易被卤素原子所取代，生成卤代烷烃。例如甲烷和氯气在日光照射下，能剧烈反应，甲烷分子中的氢原子逐步别氯原子所取代。

$$CH_4 + Cl_2 \xrightarrow{\text{光照}} CH_3Cl + HCl$$

一氯甲烷

$$CH_3Cl + Cl_2 \xrightarrow{\text{光照}} CH_2Cl_2 + HCl$$

二氯甲烷

$$CH_2Cl_2 + Cl_2 \xrightarrow{\text{光照}} CHCl_3 + HCl$$

三氯甲烷（氯仿）

$$CHCl_3 + Cl_2 \xrightarrow{\text{光照}} CCl_4 + HCl$$

四氯甲烷（四氯化碳）

有机化合物分子中的原子或原子团被其他原子或原子团所代替的反应称为取代反应。

※第三节　不饱和链烃

分子里含有碳碳双键或碳碳叁键的链烃，称为不饱和链烃。不饱和链烃又分为烯烃和炔烃。

一、烯烃的结构和命名

（一）烯烃的结构

分子中含有碳碳双键（ $\gt C=C \lt$ ）的不饱和链烃称为烯烃。由于烯烃分子中双键的存在，使得烯烃分子中含有的氢原子数，比相同碳原子数的烷烃分子中所含氢原子数少 2 个，所以烯烃的通式是 C_nH_{2n}，碳碳双键是烯烃的官能团。

最简单的烯烃是乙烯，空间结构是平面结构。乙烯分子中含有一个碳碳双键，碳碳双键并不是两个碳碳单键的简单相加，其中一个是 σ 键，比较稳定，另一个是 π 键，容易断裂。乙烯分子的结构如图 7－3 所示。

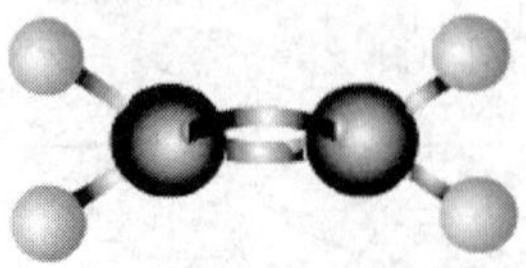
球棍模型

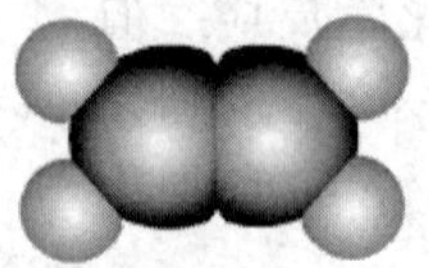
比例模型

图 7－3　乙烯的分子模型

含有 4 个碳原子以上的烯烃都存在同分异构体。由于双键的出现，碳原子个数相同的烯烃，异构体的数目比相应的烷烃要多。

（二）烯烃的命名

烯烃的命名与烷烃的命名相似，其要点也是选择主链和确定取代基的位置，但不同的是还要指出双键在主链上的位置。

1. 选主链

选择含有碳碳双键且碳原子数目最多的碳链作为主链，根据主链上碳原子的个数称为“某烯”，并把双键位置用阿拉伯数字标在烯烃名称的前面，用“-”隔开。

2. 编号位

从靠近双键的一端开始给主链上的碳原子编号。若双键恰好在主链的中间，则编号从靠近取代基的一端开始。

3. 定名称

把支链作为取代基，将其位置、数目和名称依次写在“某烯”之前。取代基相同要合并写出，取代基不同则把小基团写在大基团的前面。例如：

$CH_2{=}CH_2$　乙烯

$CH_3CH{=}CHCH_3$　2-丁烯

$CH_3{-}C(CH_3){=}CH{-}CH_2{-}CH_3$　2-甲基-2-戊烯

二、炔烃的结构和命名

（一）炔烃的结构

分子中含有碳碳叁键（$—C≡C—$）的不饱和链烃称为炔烃。由于碳碳叁键的存在，炔烃分子里氢原子的数目比含相同碳原子数目的烯烃分子还要少2个，所以炔烃的通式是C_nH_{2n-2}，碳碳叁键是炔烃的官能团。炔烃的叁键中有2个π键。

最简单的炔烃是乙炔，空间结构为直线型结构。乙炔分子的结构如下图7-4所示。

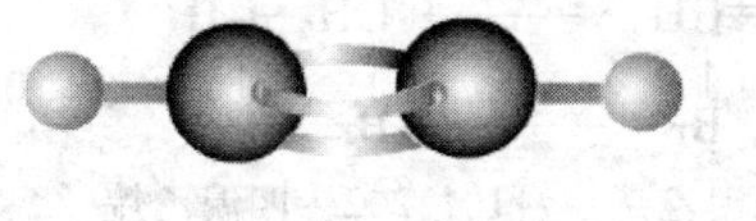

球棍模型

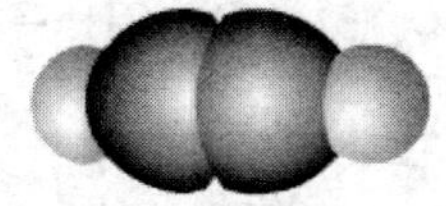

比例模型

图7-4　乙炔的分子模型

（二）炔烃的命名

炔烃的命名和烯烃相似，即选择含有叁键且碳原子数目最多的碳链为主链，标明支链和叁键的位号，将支链写在主链名称的前面，将“烯”改为“炔”字即可。例如：

课堂互动

1.你能用系统命名法给下列化合物命名吗？

$CH_3{-}C(CH_2{-}CH_3){=}CH{-}CH_3$　　$CH{\equiv}C{-}C(CH_3)_2{-}CH_3$

2.请完成下列反应：

$CH_3{-}CH{=}CH_2+HBr \longrightarrow$

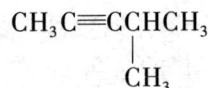

$CH_3C\equiv CH$ 丙炔

$CH_3CH_2C\equiv CCH_3$ 2－戊炔

$CH_3C\equiv CCH(CH_3)CH_3$ 4－甲基－2－戊炔

三、不饱和链烃的性质

由于π键的存在，烯烃与炔烃化学性质相似，能发生加成、氧化、聚合等反应。其反应主要发生在官能团双键或叁键上。

（一）加成反应

在有机化合物分子中，双键或叁键中的π键断裂加入其他原子或原子团的反应称为加成反应。烯烃和炔烃的主要化学反应是加成反应。常见的加成反应有加氢、加卤素以及加卤化氢。炔烃的叁键中有2个π键，加成反应一般分两步进行。

1. 加氢

烯烃、炔烃在催化剂（Ni，Pd，Pt）的作用下，能够与氢加成，生成相应的烷烃。

$$CH_2=CH_2 + H_2 \xrightarrow{Pt（或Ni）} CH_3-CH_3$$

$$CH\equiv CH \xrightarrow[H_2]{Pt} CH_2=CH_2 \xrightarrow[H_2]{Pt} CH_3-CH_3$$

2. 加卤素

烯烃易与氯、溴发生加成反应，生成邻二卤代烷。

$$CH_2=CH_2 + Br_2 \longrightarrow CH_2Br-CH_2Br$$

1,2－二溴乙烷

炔烃也能与氯或溴加成，先生成二卤代烯烃，再进一步加成生成四卤代烷。烯烃与炔烃相似，能使溴水或溴的四氯化碳溶液红棕色褪去，常用此法鉴别烯烃或炔烃。

$$HC\equiv CH \xrightarrow{Br_2} CHBr=CHBr \xrightarrow{Br_2} CHBr_2-CHBr_2$$

1,2－二溴乙烯　　1,1,2,2－四溴乙烷

3. 加卤化氢

烯烃、炔烃与卤化氢（HI，HBr，HCl）加成生成卤代烷，加成产物符合马氏规则。即当不对称烯烃和不对称试剂（如HX，H_2O等）发生加成反应时，氢原子加到含氢较多的双键碳原子上，其他原子或原子团加到含氢较少的双键碳原子上。将这一规则称为马尔科夫尼科夫规则，简称马氏规则。如丙烯与氯化氢发生加成反应时，产物为2－氯丙烷，而不是1－氯丙烷。

$$CH_2=CHCH_3 + HCl \longrightarrow CH_3CHClCH_3$$

2－氯丙烷

（二）氧化反应

烯烃、炔烃能被高锰酸钾溶液氧化，使高锰酸钾溶液的紫红色褪去，可用此反应

来鉴别烯烃或炔烃。

（三）聚合反应

烯烃在少量引发剂或催化剂的作用下，双键断裂而互相加成，这种由低分子结合形成高分子化合物的反应称为聚合反应。

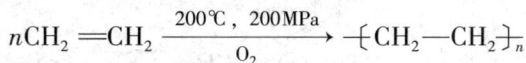

$$nCH_2=CH_2 \xrightarrow[O_2]{200℃,\ 200MPa} \left[CH_2-CH_2\right]_n$$

聚乙烯

聚乙烯是白色或淡黄色的固体物质，具有柔曲性、热塑性和弹性，是塑料中的一种。聚乙烯塑料可制作日常生活器皿、塑料袋、人工髋关节髋臼、医用导管、输液容器、整形材料和包装材料等。

※第四节　闭　链　烃

一、芳香烃的结构和命名

分子中含有一个或多个苯环结构的烃称为芳香烃。苯是最简单的芳香烃。

（一）苯的结构

苯的分子式是 C_6H_6，常温下无色透明液体，易挥发，有芳香气味，但对人体有毒。德国化学家凯库勒在1865年首先提出了苯是环状结构，即6个碳原子彼此连接成环，每个碳原子上都结合着一个氢，为满足碳的四价，凯库勒的苯环结构可用图7－5表示。

凯库勒提出的苯环结构式解释了苯的分子组成及结构等问题。但对苯的稳定性、苯的二元取代物只有三种同分异构体等都不能得到圆满的解释，经过现代电子理论，认为组成苯的六个碳原子通过电子轨道杂化形成环形结构，较好地解释了这些问题。

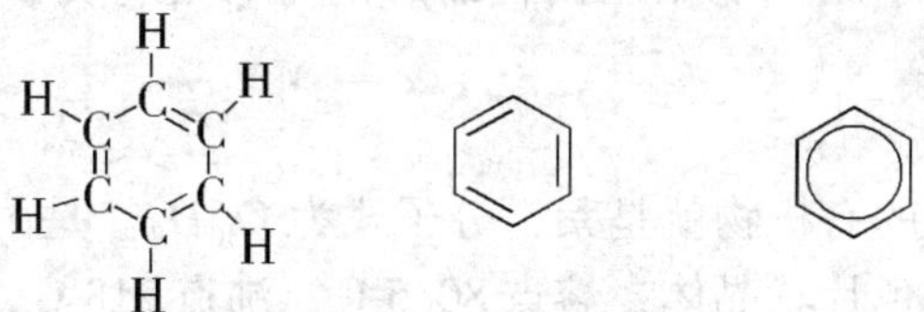

图7－5　苯分子的结构

（二）苯的同系物及命名

苯分子中的氢原子被烷基取代形成的化合物称为苯的同系物。苯及苯的同系物分子通式为 C_nH_{2n-6}（$n \geq 6$）。苯的同系物有一元取代苯、二元取代苯，三元取代苯等。用系统命名法命名时，其原则如下。

（1）当苯环上只有一个取代基时，命名时以苯环为母体，烷基作为取代基，称为“某苯”。例如：

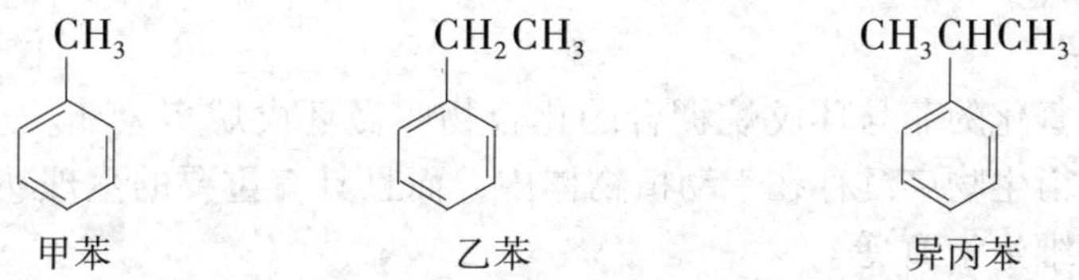

(2) 苯环上有两个相同取代基时，根据取代基的相对位置，在前面加“邻、间、对”等字或用编号表示。例如：

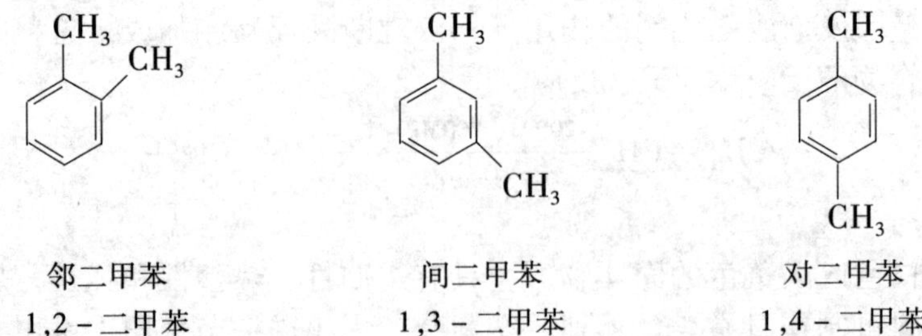

邻二甲苯　　间二甲苯　　对二甲苯

1,2 - 二甲苯　　1,3 - 二甲苯　　1,4 - 二甲苯

(3) 苯环上有 3 个相同取代基时，根据取代基的相对位置，在前面加“连、偏、均”等字或用编号表示。例如：

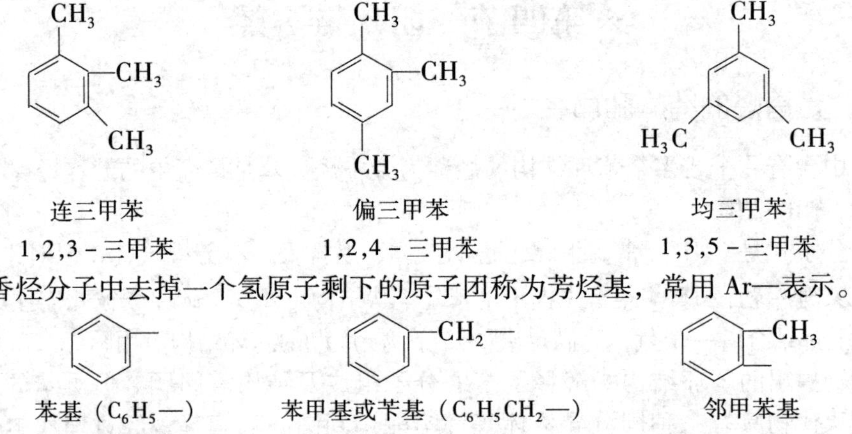

连三甲苯　　偏三甲苯　　均三甲苯

1,2,3 - 三甲苯　　1,2,4 - 三甲苯　　1,3,5 - 三甲苯

芳香烃分子中去掉一个氢原子剩下的原子团称为芳烃基，常用 Ar—表示。

苯基 (C_6H_5—)　　苯甲基或苄基 ($C_6H_5CH_2$—)　　邻甲苯基

(三) 稠环芳香烃

通过共用相邻的两个碳原子相互稠合而成的芳香烃称为稠环芳香烃。常见的稠环芳香烃有萘、蒽、菲等。

1. 萘

煤焦油中含量最高的有机物就是萘，分子式为 $C_{10}H_8$。是由两个苯环共用两个碳原子稠合而成的。萘为白色片状晶体，熔点 80.5℃，沸点 218℃，不溶于水，而易溶于乙醇、乙醚等有机溶剂中，易升华，具有特殊气味。萘蒸气或粉尘对人体有害。

2. 蒽和菲

蒽和菲的分子式都是 $C_{14}H_{10}$，两者互为同分异构体。它们在结构上都同萘相似。蒽为无色片状晶体，熔点 216℃，沸点 340℃，是制造染料的重要原料；菲为具有光泽的无色晶体，熔点 101℃，沸点 340℃，用于制造染料和药物。

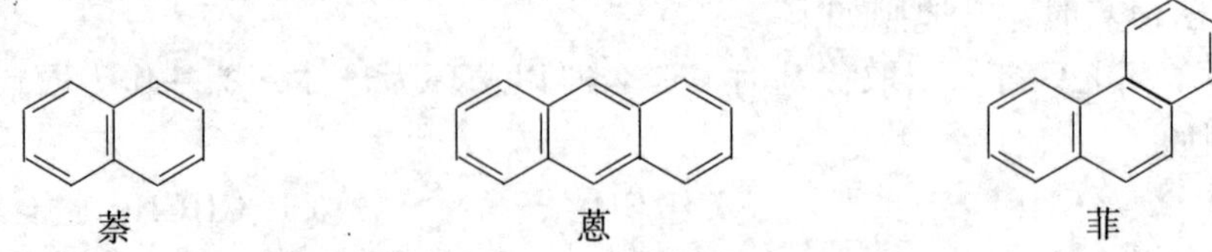

萘　　蒽　　菲

由一个完全氢化的菲与环戊烷稠合的化合物叫做环戊烷多氢菲。它本身不存在于自然界中，但其衍生物广泛存在于动植物体内，而且具有重要的生理功能，如胆甾醇、胆酸、性激素、维生素 D 等。

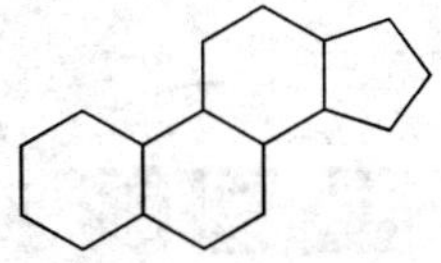

环戊烷多氢菲

二、脂环烃的结构和命名

课堂互动

1.请用系统命名法给下列芳香烃命名?

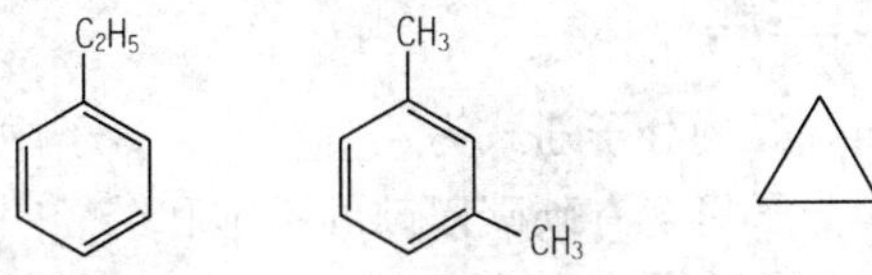

2.查阅相关资料，了解苯及同系物对人体健康的危害，使用苯时如何有效做好防护措施?

脂环烃分为饱和脂环烃和不饱和脂环烃。饱和脂环烃称为环烷烃，碳原子之间全部以碳碳单键相连；不饱和脂环烃又分为环烯烃（含碳碳双键）和环炔烃（含碳碳叁键）。环烷烃中只有一个碳环的称为单环烷烃，其通式为 C_nH_{2n}。最常见的环烷烃是五元碳环和六元碳环。脂环烃的命名与链烃相似，只是在相应链烃名称前加上“环”字。方便起见，脂环烃的结构常用简化后的键线式表示。例如：

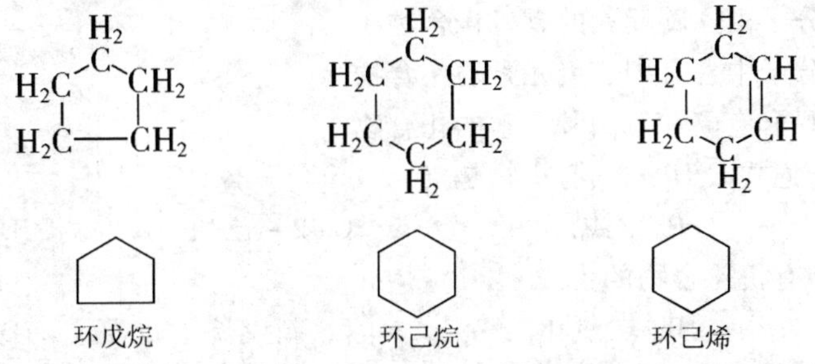

环戊烷　　环己烷　　环己烯

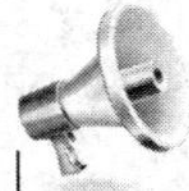

知识链接

多环芳烃与人体健康

多环芳烃化合物是一类具有较强致癌作用的环境和食品污染物，主要是煤、石油、木材、烟草、有机高分子化合物等有机物不完全燃烧时产生的挥发性碳氢化合物。多环芳烃广泛分布于环境中，任何有有机物加工、废弃、燃烧或使用的地方都有可能产生。多环芳烃对人体的主要危害部位是呼吸道和皮肤。人们长期处于多环芳烃污染的环境中，可引起急性或慢性伤害。常见症状有日光性皮炎、痤疮型皮炎、毛囊炎及疣状生物等。

目前已鉴定出数百种多环芳烃类致癌物，其中苯并芘是典型代表。食品中的多环芳烃和苯并芘主要来源有：①食品在用煤、炭和植物燃料烘烤或熏制时直接受到污染；②食品成分在高温烹调加工时发生热解或热聚反应所形成，这是食品中多环芳烃的主要来源；③植物性食品可吸收土壤、水和大气中污染的多环芳烃；④食品加工中受机油和食品包装材料等的污染；⑤污染的水可使水产品受到污染；⑥植物和微生物可合成微量多环芳烃。因此，我们应尽可能少吃用明火熏烤的食品，如熏肉、熏肠、烤羊肉串等。另外，煎鱼烧肉时若焦煳后也会产生强烈的致癌物，所以要慎用。

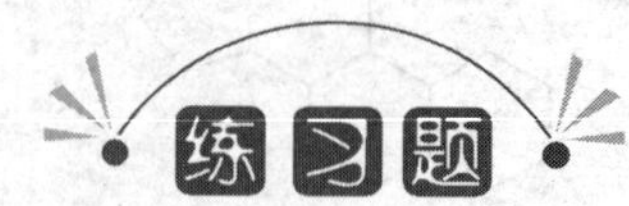

一、名词解释

1. 同系物　　2. 同分异构体　　3. 加成反应　　4. 取代反应

二、填空题

1. 烷烃的分子通式为________，分子中的碳原子之间都以________键相连。

2. 分子里含有碳碳双键的不饱和链烃叫做________；分子中含有________的不饱和链烃为炔烃。最简单的烯烃是________，最简单的炔烃是________。

3. 苯和苯的同系物的分子通式为________，苯的分子式为________。

三、选择题

1. 下列关于烃的说法中，正确的是（　　）。
   A. 烃是指与氧反应后生成二氧化碳和水的有机物
   B. 烃是指分子内含碳元素的有机化合物
   C. 烃是指分子中含有碳、氢元素的化合物
   D. 烃是指只含有碳和氢两种元素的化合物

2. 分子式符合通式 C_nH_{2n-2} 的有机物是（　　）。
   A. 丙烷　　B. 乙烯　　C. 2－己炔　　D. 环己烷

3. 下列不属于有机化合物的为（　　）。
   A. 甲烷　　B. 二氧化碳　　C. 新戊烷　　D. 尿素

4. 不能使高锰酸钾溶液褪色的是（　　）。
   A. 乙炔　　B. 甲烷　　C. 乙烯　　D. 1,3－丁二烯

5. 分子中同时含有伯、仲、叔、季碳原子的有机物是（　　）。
   A. 正丁烷　　B. 异丁烷
   C. 新戊烷　　D. 2,2,4－三甲基戊烷

6. 下列属于不饱和烃的是（　　）。
   A. 甲烷　　B. 丙烷　　C. 乙烯　　D. 三氯甲烷

7. 下列关于苯的叙述有错误的是（　　）。
   A. 苯是最简单的芳香烃
   B. 苯是一种无色、有毒的透明液体
   C. 苯环分子中既有碳碳单键又有碳碳双键
   D. 苯分子具有平面正六边形结构，所有 C、H 原子均在同一平面内

8. 既可以使溴水褪色，又可以使酸性高锰酸钾溶液褪色的气体是（　　）。
   A. C_2H_4　　B. C_2H_6　　C. CO　　D. CO_2

四、命名或写出下列化合物结构式

(1) 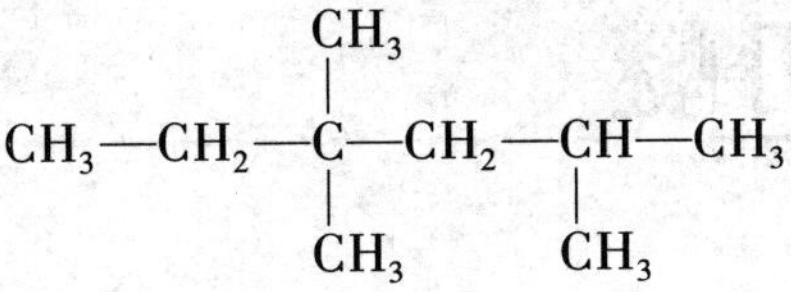 $$\begin{array}{ccccccccccc} & & & & CH_3 & & & & & & \\ & & & & | & & & & & & \\ CH_3 & — & CH_2 & — & C & — & CH_2 & — & CH & — & CH_3 \\ & & & & | & & & & | & & \\ & & & & CH_3 & & & & CH_3 & & \end{array}$$

(2) —CH_3

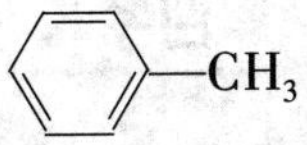

(3)

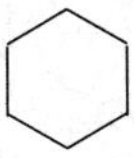

(4) $CH_3CH=C(CH_3)_2$

(5) 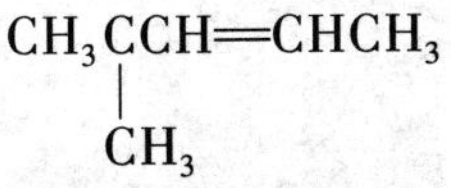 $$\begin{array}{l} CH_3CCH=CHCH_3 \\ \quad\;\; | \\ \quad\; CH_3 \end{array}$$

(6) $$\begin{array}{l} CH_3CHCH_2C\equiv CH \\ \quad\;\; | \\ \quad CH_2CH_3 \end{array}$$

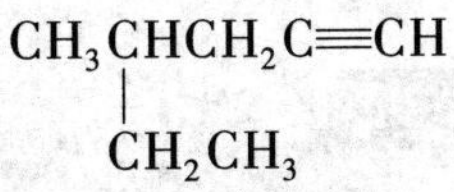

(7) 萘

(8) 1,2,3－三甲苯

(9) 2,3－二甲基戊烷

(10) 4－甲基－2－戊炔

五、写出化学方程式

生活中使用的一次性打火机中灌注的燃料为丁烷，请你根据本章所学的知识写出丁烷燃烧的化学方程式。

（马俊英）

第八单元 醇、酚和醚

要点导航

掌握醇的主要化学性质及乙醚在医药上的应用。

理解醇、酚、醚的结构和命名。

了解常见的醇、酚。

第一节 醇

一、醇的结构和命名

（一）醇的结构

水分子（H—O—H）中去掉一个 1 个氢原子而剩下的原子团（—O—H 或写成—OH），称为羟基。醇分子中都含有羟基。羟基是醇的官能团，称为醇羟基。

从结构上看，醇可以看成是脂肪烃基、脂环烃基以及芳环侧链与羟基相连的化合物。其结构通式可用 R—OH 来表示。

（二）醇的命名

1. 普通命名法

适用于命名结构简单的醇。命名时在烃基的名称后面加上“醇”字，“基”字一般省去。例如：

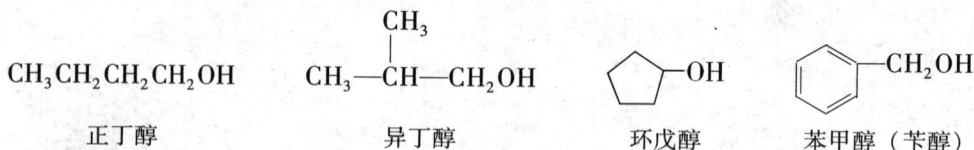

$CH_3CH_2CH_2CH_2OH$ 正丁醇

$CH_3—CH(CH_3)—CH_2OH$ 异丁醇

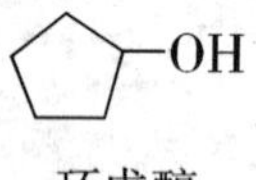

环戊基—OH 环戊醇

苯基—CH_2OH 苯甲醇（苄醇）

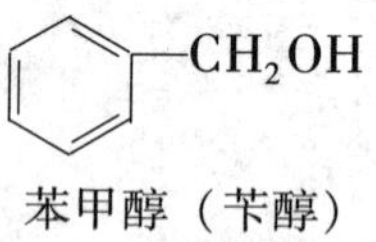

2. 系统命名法

结构比较复杂的醇采用系统命名法命名。

（1）选主链　选择连有羟基的碳原子在内连续的最长碳链为主链，根据主链的碳原子数称为“某醇”。

（2）主链编号　从靠近羟基的一端开始，用阿拉伯数字依次给主链碳原子编号，把表示羟基位次的编号写在“某醇”之前，中间用短线隔开；若羟基在 1 位碳时，位次可以省略。

（3）确定取代基　把支链作为取代基，并按取代基从小到大的顺序，将取代基的位次、数目、名称依次置于醇的名称前面，并用短线连接，阿拉伯数字与汉字之间用短线隔开。醇的系统名称书写顺序为：取代基位次→取代基名称→官能团位次→主体名称（某醇）。例如：

$$\overset{}{C}H_3-\overset{3}{C}H(\underset{4}{C}H_2-\underset{5}{C}H_2\underset{6}{C}H_3)-\overset{2}{C}H_2-\overset{1}{C}H_2-OH$$

3－甲基－1－己醇

$$\overset{1}{C}H_3-\overset{2}{C}H(CH_3)-\overset{3}{C}(OH)(CH_2-CH_3)-\overset{4}{C}H(CH_3)-\overset{5}{C}H_2-\underset{6}{C}H_3$$

2,4－二甲基－3－乙基－3－己醇

命名脂环醇时从羟基所连的环碳原子开始编号，并使环上其他取代基处于较小位次。

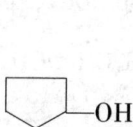

环戊醇

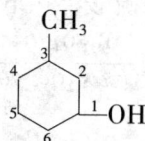

3－甲基环己醇

命名芳香醇时，以脂肪醇为母体，将芳基作为取代基。例如：

$$C_6H_5-\overset{2}{C}H(\underset{3}{C}H_3)\overset{1}{C}H_2OH$$

2－苯基－1－丙醇

$$C_6H_5-CH_2OH$$

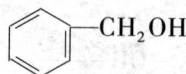

苯甲醇

多元醇的命名应尽可能选择连有多个羟基在内的最长碳链作为主链，必须指明羟基的数目。例如：

$$\overset{1}{C}H_2(OH)-\overset{2}{C}H_2-\overset{3}{C}H_2(OH)$$

1,3－丙二醇

$$\overset{6}{C}H_3-\overset{5}{C}H_2-\overset{4}{C}H(OH)-\overset{3}{C}H_2-\overset{2}{C}H(CH_3)-\overset{1}{C}H_2(OH)$$

2－甲基－1,4－己二醇

此外，根据醇的来源或性质，医药学中还常用到俗名，例如：乙醇俗称酒精，丙三醇俗称甘油等。

二、醇的性质

（一）物理性质

甲醇、乙醇和丙醇具有酒味，可以与水混溶。11 个碳原子以内的饱和一元醇为无色比水轻的液体，丁醇至十一醇带有臭味，水溶性不大；高于 11 个碳原子的高级一元醇是无味无色蜡状固体，不溶于水；低级的多元醇是黏稠的液体，高级的多元醇是固体。

（二）化学性质

羟基是醇的官能团，醇的主要化学性质都发生在羟基以及与其相连接的碳原子。

1. 与活泼金属的反应

在结构上，醇和水有相似之处，醇羟基中的 H 可与活泼金属（钾、钠、铝等）作用，生成醇的金属化合物，同时放出氢气。

$$2CH_3CH_2OH + 2Na \longrightarrow 2CH_3CH_2ONa + H_2\uparrow$$

2. 脱水反应

（1）分子内脱水　将乙醇和浓硫酸加热到 170℃，乙醇可经分子内脱（消除）水生成乙烯。

$$\underset{H\qquad OH}{CH_2—CH_2} \xrightarrow[\text{或 } Al_2O_3\text{，}360℃]{H_2SO_4\text{，}170℃} CH_2=CH_2 + H_2O$$

（2）分子间脱水　乙醇在硫酸存在下加热到 140℃，可经分子间脱水形成乙醚。

$$2CH_3CH_2OH \xrightarrow[\text{或 } Al_2O_3\text{，}260℃]{H_2SO_4\text{，}140℃} \underset{\text{乙醚}}{CH_3CH_2OCH_2CH_3} + H_2O$$

3. 氧化反应

在银或铜的催化下，醇可以被空气中的氧气氧化，生成醛，醛继续被氧化生成羧酸。

$$\underset{\text{伯醇}}{RCH_2—OH} \xrightarrow{[O]} \underset{\text{醛}}{RCHO} \xrightarrow{[O]} \underset{\text{羧酸}}{RCOOH}$$

三、常见的醇

1. 甲醇（CH_3OH）

因最初是由木材干馏得到，所以俗名又称为木醇或木精。甲醇的外观和乙醇相似，为无色透明液体，有酒味，易挥发，能与水混溶。甲醇有毒，误食 10ml 可致人失明，误食 30ml 可致人死亡。

2. 乙醇（CH_3CH_2OH）

俗称酒精。是饮用酒的主要成分，在医药卫生方面应用很广。

（1）药用乙醇　指 95% 乙醇溶液，用于制备酊剂（如碘酊）及提取中药有效成分。

（2）消毒乙醇　75% 乙醇溶液为消毒乙醇，用于皮肤、器械的消毒和碘酒的脱碘等。

（3）擦浴乙醇　40% ~50% 的乙醇为擦浴乙醇，用于预防褥疮等。

3. 丙三醇（$CH_2OHCHOHCH_2OH$）

俗称甘油，为无色黏稠液体，有甜味，能与水或乙醇混溶。可作护肤保湿的化妆品原料；在药剂领域可作溶剂，如酚甘油、碘甘油等，

还可制成治疗便秘的润滑剂，如 50% 的甘油溶液叫开塞露，用于治疗便秘。

4. 甘露醇（$CH_2OHCHOHCHOHCHOHCHOHCH_2OH$）

又名己六醇。为白色结晶性粉末，味甜，易溶于水。临床上 20% 的甘露醇水溶液

作为组织脱水剂及渗透性利尿剂，减轻组织水肿，降低眼内压、颅内压。

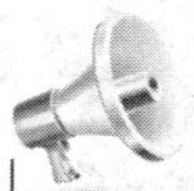

知识链接

如何判断是否酒后驾车？

司机酒后驾车容易肇事，害人害己，因此交通法规禁止酒后驾车。如何判断是否酒后驾车呢？人们用一种科学简单的方法来检测司机是否喝酒：使驾车人呼出的气体通过盛有经过硫酸酸化处理的Cr_2O_3硅胶（或$Cr_2O_7^{2-}$溶液）的检测器，通过是否使器内物质由橙红色变成绿色来判断。

提示：如果驾车人呼出的气体含有乙醇蒸气，乙醇会被氧化成乙醛，同时Cr_2O_3或$Cr_2O_7^{2-}$被还原成绿色的Cr^{3+}。

第二节　酚

一、酚的结构和命名

（一）酚的结构

从结构上看，芳香烃分子中苯环上的氢原子被羟基取代后生成的化合物称为酚。结构通式为 Ar—OH。例如：

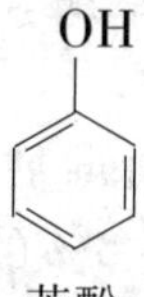

苯酚 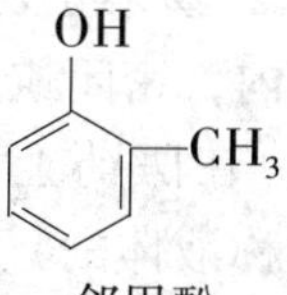　　邻甲酚 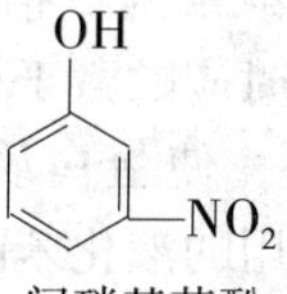　　间硝基苯酚

酚的官能团也是羟基，称为酚羟基。由此可见，酚是由芳基和酚羟基共同组成。

（二）酚的命名

一元酚的命名是以苯酚作为母体，苯环上其他原子、原子团或烃基作为取代基，它们与酚羟基的相对位置可用阿拉伯数字表示，编号从芳环上连有酚羟基的碳原子开始，也可用邻、间、对表示取代基与酚羟基间的位置。例如：

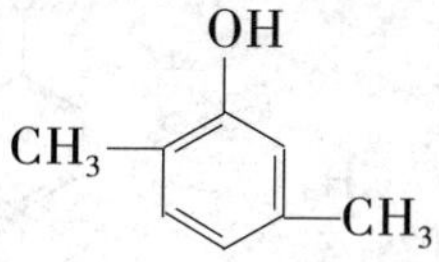

2,5－二甲基苯酚 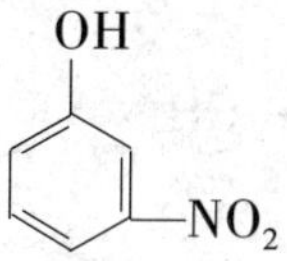　　间硝基苯酚

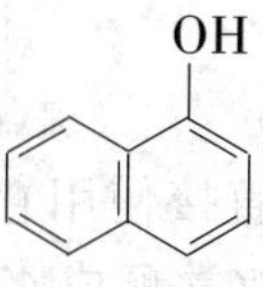

α－萘酚（1－萘酚）　　β－萘酚（2－萘酚）

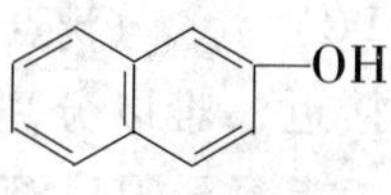

命名二元酚时以“二酚”为母体，两个酚羟基间的相对位置用阿拉伯数字或邻、

间、对表示。命名多元酚时以“三酚”为母体，酚羟基间的相对位置用阿拉伯数字或连、均、偏表示。例如：

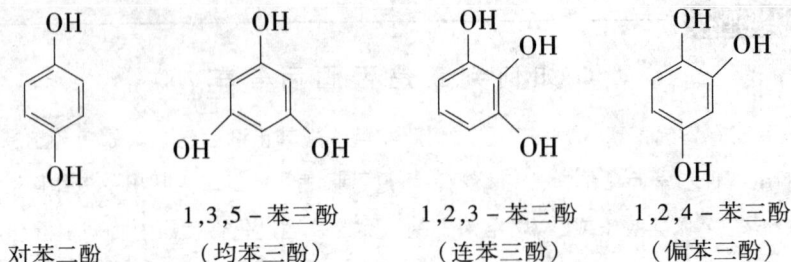

对苙二酚 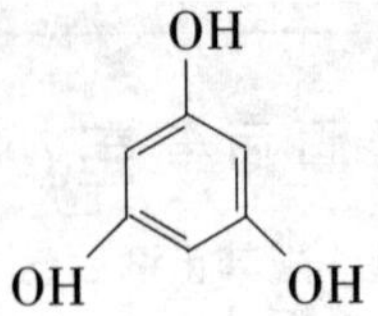　　1,3,5－苯三酚（均苯三酚）　　1,2,3－苯三酚（连苯三酚）　　1,2,4－苯三酚（偏苯三酚）

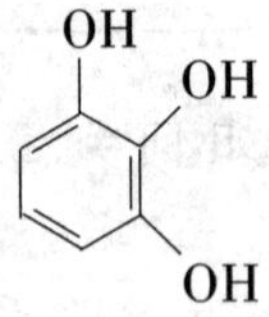

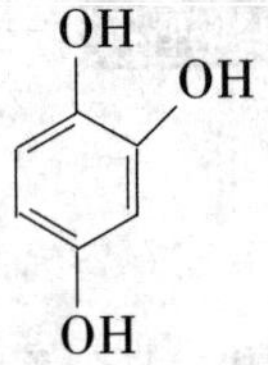

对于苯环上连有其他官能团的酚类也可把羟基作为取代基来命名。例如：

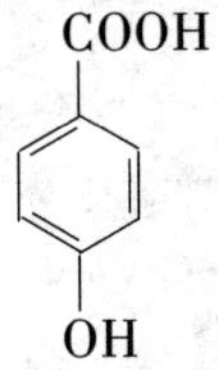

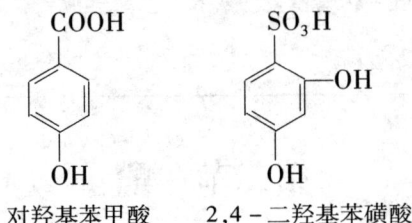

对羟基苯甲酸 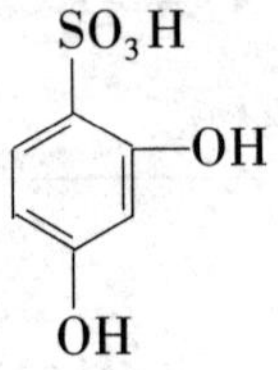　　2,4－二羟基苯磺酸

二、常见的酚

1. 苯酚（C_6H_5OH）

俗称石炭酸，是一种有特殊气味的无色晶体，熔点43℃，沸点181℃。存在于煤焦油中，具有弱酸性。苯酚常温下稍溶于水，易溶于乙醇、乙醚、苯和三氯甲烷等有机溶剂。苯酚易氧化，平时应贮藏于棕色瓶内，密闭避光保存。

苯酚能凝固蛋白质，使蛋白质变性，在医药上用作消毒剂。在苯酚固体中加入10%的水，即是临床所用的液化苯酚（又称液体酚）。3%～5%的苯酚水溶液可以消毒外科手术器械；5%的溶液可用作生物制剂的防腐剂；1%的苯酚水溶液可用于皮肤止痒。苯酚对皮肤有强烈腐蚀性，使用时应特别注意。

2. 甲苯酚

简称甲酚，因来源于煤焦油，所以俗称煤酚。从煤焦油中提炼出的甲酚含有邻、间、对甲苯酚3种异构体。

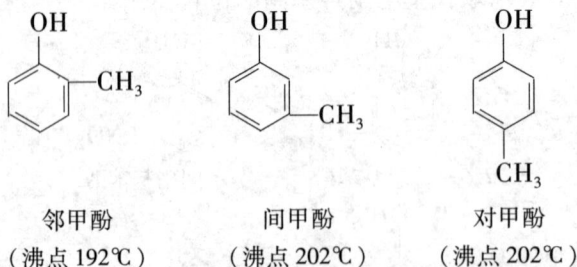

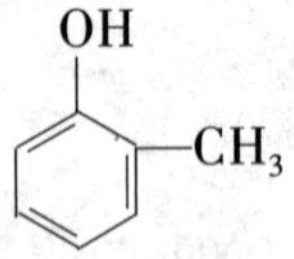

邻甲酚（沸点192℃）　　间甲酚（沸点202℃）　　对甲酚（沸点202℃）

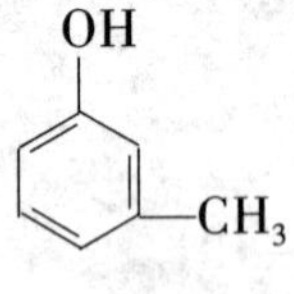

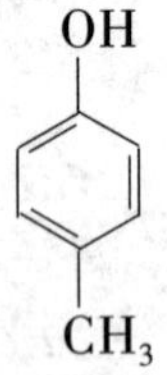

由于3种异构体的沸点接近，难以分离，常直接使用它们的混合物。甲苯酚的杀菌力比苯酚强，因难溶于水，能溶于肥皂溶液，故常配成47%～53%的肥皂溶液，称为煤酚皂溶液，俗称“来苏儿（Lysol）”，临用时加水稀释，用于消毒皮肤、器具及患者的排泄物。

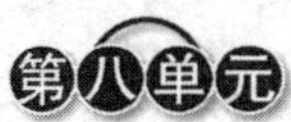

3. 苯二酚

邻苯二酚俗名儿茶酚，间苯二酚俗名雷琐辛，对苯二酚俗名氢醌。这3种异构体均为无色的结晶，邻苯二酚和间苯二酚易溶于水，而对苯二酚由于结构对称，它的熔点最高，在水中的溶解度最小。

间苯二酚具有杀灭细菌和真菌的能力，在医药上曾用于治疗皮肤病如湿疹和癣症等。对苯二酚和邻苯二酚易被氧化，可作还原剂。在生物体内，则以衍生物存在。例如人体代谢中间体3,4－二羟基苯丙氨酸又称多巴（DOPA），和医学上常用的具有升压和平喘作用的肾上腺素均含有儿茶酚的结构。

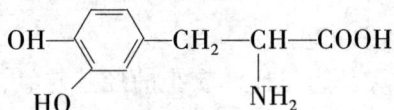

OH—C₆H₃(HO)—CH₂—CH(NH₂)—COOH

DOPA

HO—C₆H₃(HO)—CH₂—CH(OH)—CH₂—NH—CH₃

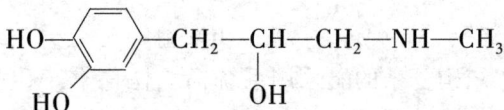

肾上腺素

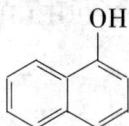

α－萘酚

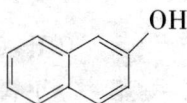

β－萘酚

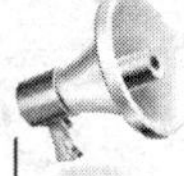

知识链接

维生素E

维生素E是一种天然存在的酚，广泛存在于各种食物中，在麦胚油中含量最高，各种油料种子、坚果类、谷类、豆类中含量也很丰富。因它与动物生殖功能有关，故又称为生育酚。生育酚在自然界中有α、β、γ、δ等多种异构体，其中α－生育酚（即维生素E）活性最高。临床上常用维生素E治疗先兆流产和习惯性流产。近年来还用于治疗痔疮、冻疮、各种类型的肌痉挛、胃及十二指肠溃疡等。维生素E可作为体内自由基的清除剂或抗氧化剂，具有延缓衰老的作用。

第三节　醚

一、醚的结构和命名

两个烃基通过一个氧原子连接起来的化合物称为醚，或者说是水分子中的两个氢原子被烃基取代后生成的化合物；也可以看作是醇或酚羟基上的氢原子被烃基取代后的产物。醚的官能团称为醚键，开链醚的结构通式为：（Ar）R—O—R′（Ar′）。

醚可分为单醚、混醚和环醚。与氧原子相连的两个烃基相同的醚称为单醚，如甲醚；两个烃基不同时称为混醚，如甲乙醚；烃基与氧原子形成环状结构的醚称为环醚，如环氧乙烷。另外醚还可分为脂肪醚和芳香醚。两个烃基都是脂肪烃基的为脂肪醚；一个或两个烃基是芳香烃基的称芳香醚。

常见的醚通常采用普通命名法命名。单醚可根据烃基的名称，称为二某基醚，常把“二”和“基”字省略，直接称为“某醚”；混醚一般按由小到大的顺序先命名烃基，最后加个“醚”字；命名芳香混醚时，要把芳香烃基的名称放在脂肪烃基名称的前面。例如：

$CH_3CH_2OCH_2CH_3$
乙醚

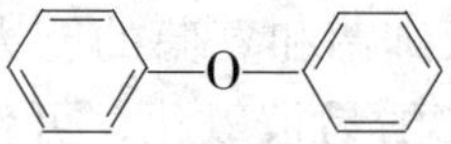

—O—
二苯醚

$CH_3OCH_2CH_3$
甲乙醚

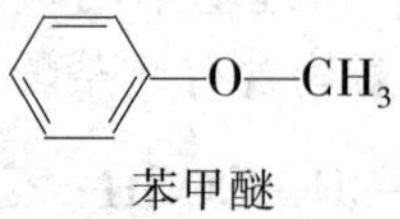

—O—CH_3
苯甲醚

结构复杂的醚采用系统命名法命名。以较大的烃基为母体，较小的烃基与氧合并作为取代基（称为烷氧基），进行系统命名。例如：

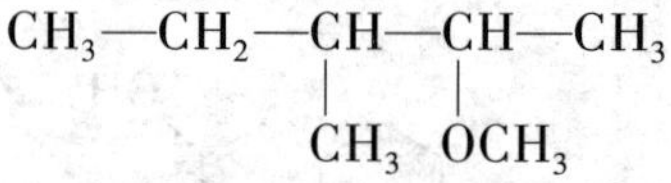

$CH_3—CH_2—\underset{CH_3}{CH}—\underset{OCH_3}{CH}—CH_3$
3－甲基－2－甲氧基戊烷

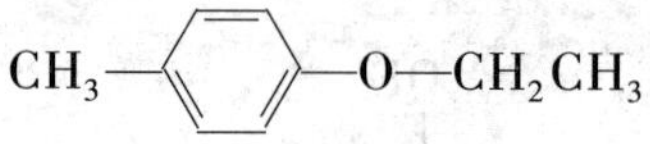

CH_3— —O—CH_2CH_3
4－乙氧基甲苯

环醚的命名则通常称为环氧某烷。例如：

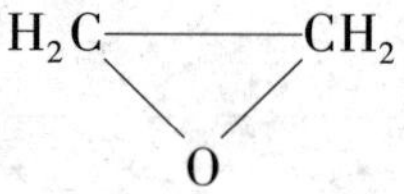

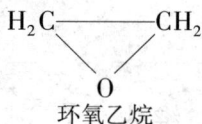

H_2C——CH_2
O
环氧乙烷

二、乙醚

乙醚（$CH_3CH_2OCH_2CH_3$）是具有特殊气味的无色液体，沸点为34.5℃，易挥发，易燃。乙醚在空气中的爆炸极限是1.85%～36.5%（体积分数），操作时必须注意安全。乙醚微溶于水，易溶于有机溶剂，与乙醇等有机溶剂混溶，是常用的优良溶剂。乙醚具有麻醉作用，在医药上曾作麻醉剂。大量吸入乙醚蒸气能使人失去知觉，甚至死亡。

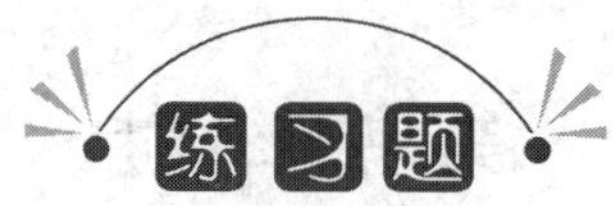

一、选择题

1. 下列有机化合物不是醇类的是（　　）。
   A. 芳环侧链上的氢原子被羟基取代后的化合物
   B. 脂环烃分子中的氢原子被羟基取代后的化合物
   C. 饱和烃分子中的氢原子被羟基取代后的化合物
   D. 芳环上的氢原子被羟基取代后的化合物
2. 下列有机化合物中属于乙醇的是（　　）。
   A. 丁醇　　　　B. 异丙醇

C. 异丁醇　　D. 乙二醇

3. 临床上作外用消毒剂的乙醇浓度为（　　）

A. 25%　　B. 50%

C. 95%　　D. 75%

4. 下列物质：①苯酚、②水、③乙醇、④碳酸，其酸性由强到弱的顺序为（　　）。

A. ①②③④　　B. ④①②③

C. ②③④①　　D. ①②④③

5. “来苏尔”常用于医疗器械和环境消毒，其主要成分是（　　）。

A. 苯酚　　B. 肥皂

C. 甘油　　D. 甲酚

6. 下列物质中，互为同分异构体的是（　　）。

A. 甲醇和甲醚　　B. 乙醇和乙醚

C. 苯酚和苯甲醇　　D. 甲醚和乙醇

二、填空题

1. 在醇分子中，直接与羟基相连的碳原子称为________碳原子，该碳原子上的氢称为________，有此种氢原子的醇________氧化，无此种氢原子的醇________氧化。

2. 乙醇与浓硫酸共热，140℃时生成________，170℃时生成________。

3. 苯酚俗称________，为________色针状晶体，在空气中易被________而呈________色。苯酚能凝固蛋白质，具有________作用，在医药上常用作________。

4. 在一定条件下醇可以被氧化，其中伯醇氧化生成________，仲醇氧化生成________。

三、写出下列化合物的名称

1. 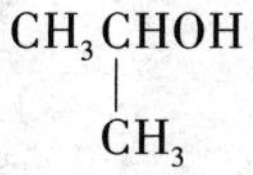 CH_3CHOH（CH 上连 CH_3）

2. $CH_3CHCH_2CH_2$（第 2、4 位碳上各连 OH）

3. 环己基—$CHCH_3$（CH 上连 OH）

4. HO—苯环—OH（对位）

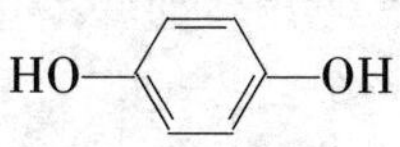

5. 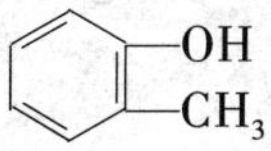 苯环上邻位连 —OH 和 —CH_3

6. 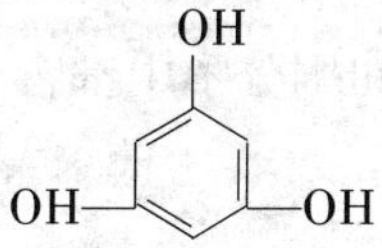 苯环上 1,3,5 位各连 OH

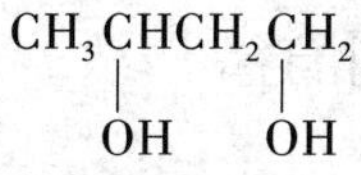

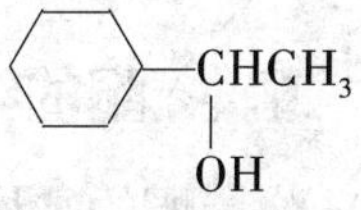

四、写出下列化合物的结构式

1. 乙醇　　2. 甘油　　3. 乙醚　　4. 苯酚

（孙秀明）

第九单元 醛、酮和羧酸

要点导航

掌握醛、酮、羧酸的定义、分类及命名方法；记住它们的官能团。

理解羧酸的结构与性质的关系。

了解羧酸的主要化学性质。

了解常见的醛、酮、羧酸在医学上的应用。

醛和酮也是烃的含氧衍生物，在自然界分布很广。许多醛、酮是中草药的有效成分，具有显著的生理活性。例如，中药肉桂中具有抗菌止血作用的活性物质是肉桂醛；麝香的香味成分是麝香酮；从樟脑树皮中得到的樟脑，也具有酮的结构。此外，醛、酮化合物还是动植物的代谢过程中的重要中间体，也是有机合成中的重要物质。

第一节 醛和酮

一、醛、酮的结构、分类和命名

（一）醛、酮的结构

醛和酮分子中都含有羰基（$\rangle C{=}O$），因此又称为羰基化合物。羰基碳原子连接一个氢原子就成为醛基（$-\overset{O}{\overset{\|}{C}}-H$），简写为—CHO。由醛基和烃基或氢原子相连组成的化合物称为醛，其结构通式为（Ar）$R-\overset{O}{\overset{\|}{C}}-H$，醛基是醛的官能团。最简单的醛是甲醛，结构式为 $H-\overset{O}{\overset{\|}{C}}-H$，结构简式为 HCHO。

羰基碳原子分别与两个烃基相连组成的化合和物称为酮，其结构通式为（Ar）$R-\overset{O}{\overset{\|}{C}}-R'$（Ar′），酮分子中的羰基又叫酮基，是酮的官能团。酮分子中的两烃基可以相同，也可以不同。最简单的酮是丙酮，结构式为 $CH_3\overset{O}{\overset{\|}{C}}CH_3$。

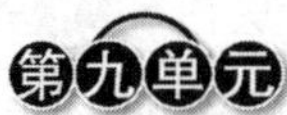

从醛、酮的结构可以看出，醛分子的醛基一定在碳链的一端，而酮分子中的酮基则一定在碳链的中间。

（二）醛、酮的分类

1. 根据羰基所连烃基的类别分类

主要可分为脂肪醛、酮和芳香醛、酮。例如：

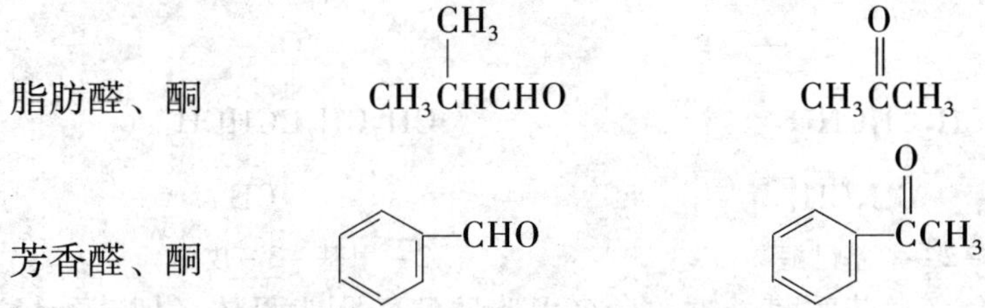

2. 根据烃基中是否含有不饱和键分类

可分为饱和醛、酮和不饱和醛、酮。例如：

饱和醛、酮　CH_3CH_2CHO　$CH_3COCH_2CH_3$

不饱和醛、酮　$CH_3CH{=}CHCHO$　$CH_2{=}CHCOCH_3$

3. 根据分子中羰基的数目分类

可分为一元醛、酮，二元醛、酮和多元醛、酮。例如：

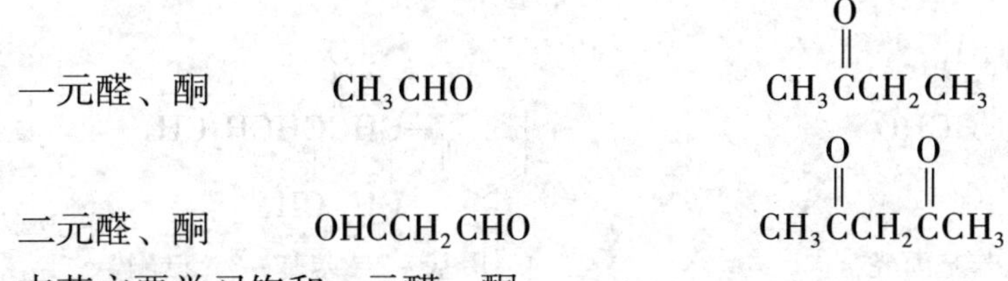

本节主要学习饱和一元醛、酮。

（三）醛、酮的命名

1. 系统命名法

（1）脂肪醛、酮的命名法

①选主链作母体　选择一条包含官能团（醛基或酮基）在内的最长碳链作为主链并作为母体，按其碳原子数称为相应的某醛或某酮。

②选起点编号数　对于醛，把醛基碳作为起点，对于酮，选择离酮基近的一端作为起点，依次用阿拉伯数字（1，2，3…）给主链碳原子编号，以确定支链的位次。对于酮，如果从主链的两端分别编号，酮基的位次都一样，就须满足使支链的位次之和为小，即从靠近支链的一端开始编号。

③依顺序定名称　分子中若有支链或取代基，将它们的位次、数目、名称写在母体名称之前。其书写顺序和格式为：简单支链的位次—简单支链的数目及名称—复杂支链的位次—复杂支链的数目及名称—官能团的位次—母体名称。

书写名称时，支链的位次用阿拉伯数字表示；相同的支链要合并，其数目用“二、三、四”等汉字表示，写在支链名称之前；阿拉伯数字与数字之间（即相同支链的位次与位次之间）要用逗号（,）隔开；在醛分子中，由于醛基总是在第一位，故醛的名称中醛基的位次和短线“-”可以省略不写。例如：

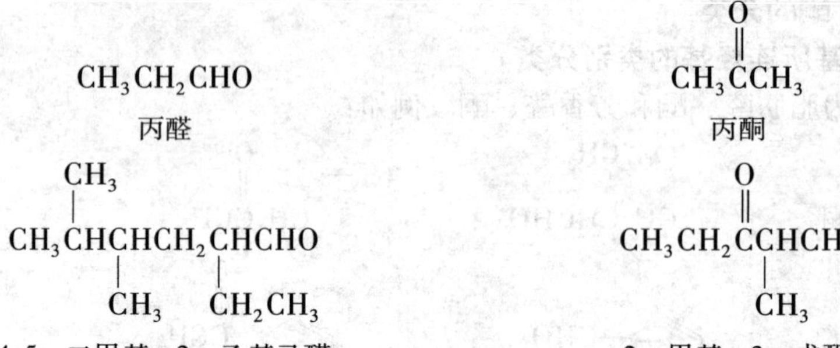

4,5-二甲基-2-乙基己醛　　　　2-甲基-3-戊酮

（2）芳香醛、酮的命名　芳香醛、酮的命名以脂肪醛、酮为母体，把芳香烃基作为取代基或支链，称为某（基）某醛或某（基）某酮。“基”字常可省略。

①侧链为直链时，如果醛基和苯基分别位于侧链的两端的芳香醛，称为苯某醛；酮基直接与苯基相连的芳香酮，称为苯某酮。例如：

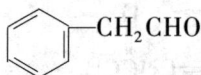

苯乙醛　　　　苯乙酮

②侧链为复杂的支链时，以脂肪醛、酮为母体，把芳香烃基作为取代基或支链进行命名即可。例如：

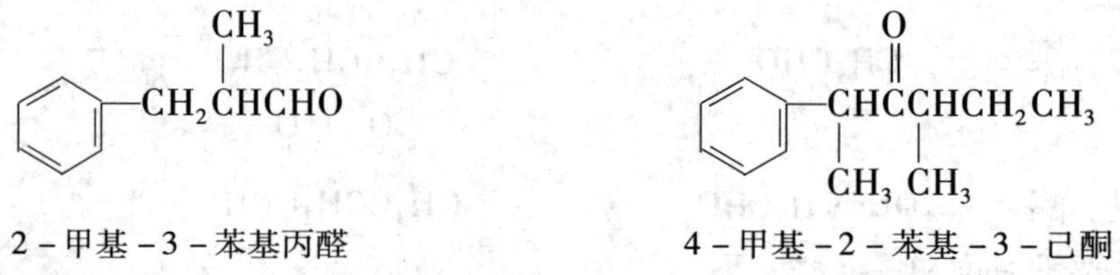

2-甲基-3-苯基丙醛　　　　4-甲基-2-苯基-3-己酮

2. 习惯命名法

酮有时也采用习惯命名法，即根据和酮基相连的两个烃基来命名。例如：

$CH_3\overset{O}{\overset{\|}{C}}CH_2CH_3$　　$CH_3CH_2\overset{O}{\overset{\|}{C}}CH_2CH_3$　　$C_6H_5\overset{O}{\overset{\|}{C}}CH_3$

丁酮（甲乙酮）　　3-戊酮（二乙酮）　　苯乙酮（甲基苯基酮）

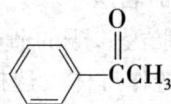

二、常见的醛、酮

1. 甲醛（HCHO）

甲醛俗名蚁醛，常温下为无色气体，具有强烈刺激性气味，沸点-21℃，易溶于水。甲醛具有凝固蛋白质的作用，因此具有杀菌防腐性能。医药上，体积分数为40%的甲醛水溶液俗称福尔马林（Formalin），是有效的消毒剂和防腐剂，常用于外

> **课堂互动**
>
> 根据生活经验或上网查阅甲醛的相关知识，并根据生活经验，谈谈如何清除新装修房屋内的甲醛。

科器械、手套等物品的消毒以及尸体和动物标本的防腐。

由于甲醛易发生聚合反应生成不溶于水的多聚甲醛，所以长期放置的甲醛溶液会出现浑浊或白色沉淀而降低其防腐作用。多聚甲醛经加热（160～200℃）后，可解聚重新生成甲醛。

甲醛与氨作用，生成一种结构复杂的化合物叫六亚甲基四胺［$(CH_2)_6N_4$］，药品名为乌洛托品（Urotropine），在医药上用作尿道消毒剂，因为它能在患者体内慢慢分解，产生甲醛，由尿道排出时即将细菌杀死。

2. 乙醛（CH_3CHO）

乙醛是一种无色、具有刺激性气味的液体，易挥发，沸点21℃，易溶于水、乙醇等有机溶剂中。

乙醛的衍生物水合三氯乙醛为无色晶体，有刺激性臭味。它是较安全的催眠药和镇静药，但对胃有刺激性，不宜作口服药，用灌肠法给药，药效较好。

乙醛的另一衍生物癸酰乙醛是中草药鱼腥草的抗菌消炎有效成分，用于上呼吸道感染，急慢性支气管炎。

3. 苯甲醛（C_6H_5CHO）

苯甲醛是最简单的芳香醛，它以结合状态存在于水果（如杏、桃、梅）的核仁中，具有苦杏仁味，因此又叫苦杏仁精（油）。常温下苯甲醛为无色液体，沸点179℃，微溶于水，易溶于乙醇和乙醚。

苯甲醛是有机合成工业中的重要原料，常用于制备药物、染料、香料等。

4. 丙酮（CH_3COCH_3）

丙酮常温下为无色易挥发、易燃烧的液体，沸点56.5℃，能与水混溶，能溶解许多有机化合物，故广泛用于有机合成的溶剂。

丙酮是体内脂肪代谢的中间产物，正常情况下，人体血液中丙酮的含量很低。糖尿病患者由于代谢发生障碍，体内常有过量的丙酮产生，并从尿液中排出或随呼吸呼出。临床上检查尿液中是否含有过量的丙酮，可向尿液中滴加亚硝酰铁氰化钠（$Na_2[Fe(CN)_5NO]$）溶液和氢氧化钠溶液，如有丙酮存在，尿液即成鲜红色。

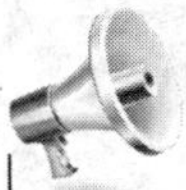

知识链接

甲醛的危害及清除方法

甲醛为较高毒性物质，已被世界卫生组织定为致癌和致畸物质，是公认的变态反应源，也是潜在的强致突变物质之一。

文献记载，甲醛对人体健康的危害主要表现在嗅觉异常、刺激、过敏、肺功能异常、肝功能异常和免疫功能异常等方面。

长期接触低剂量甲醛可引起慢性呼吸道疾病、女性月经紊乱、妊娠综合征，引起新生儿体质降低、染色体异常，甚至引起鼻咽癌、皮肤癌、白血病或导致新生儿畸形等。高浓度的甲醛对神经系统、免疫系统、肝脏等都有毒害，甚至引起死亡。

有研究表明，虎尾兰和吊兰可吸收室内80%以上的有害气体，吸收甲醛的能力超强。因此，在室内放一些可以吸收有害物质的植物，是清除室内甲醛较好而且较为经济的办法。

第二节 羧 酸

羧酸广泛存在于自然界中，它们是动植物代谢生命过程中的重要物质，也是与人们的生活及医药密切相关的一类物质，具有显著的生理活性。如食用醋中含有醋酸；果汁饮料中含有柠檬酸；用于治疗病毒性肝炎的甘草，其主要的活性成分为甘草酸以及甘草酸的分解产物甘草次酸；剧烈运动后感觉肌肉酸痛是因为肌肉中乳酸含量增加的缘故等等。

一、羧酸的结构、分类和命名

（一）羧酸的结构

羧基与烃基或氢原子相连组成的化合物称为羧酸。羧基（ $-\overset{\overset{\displaystyle O}{\|}}{C}-OH$ ）是羧酸的官能团，简写为—COOH。羧酸的结构通式为（Ar）$R-\overset{\overset{\displaystyle O}{\|}}{C}-OH$ ，简写为（Ar）RCOOH。甲酸是最简单的羧酸，其结构简式为 HCOOH。

（二）羧酸的分类

1. 根据羧基所连烃基的类别分类

主要可分为脂肪族羧酸和芳香族羧酸。例如：

脂肪族羧酸　　CH_3COOH　　$CH_3\underset{\underset{\displaystyle CH_3}{|}}{C}HCH_2COOH$

芳香族羧酸　　C_6H_5-COOH　　$CH_3\underset{\underset{\displaystyle C_6H_5}{|}}{C}HCOOH$

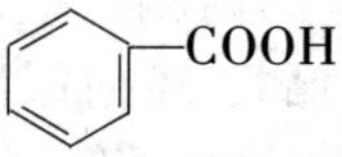

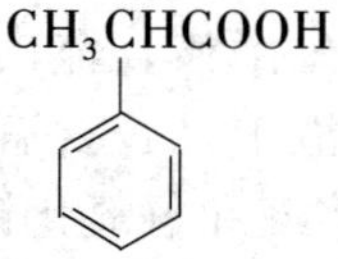

2. 根据烃基是否饱和分类

可分为饱和羧酸和不饱和羧酸。例如：

饱和羧酸　　CH_3CH_2COOH　　$CH_3\underset{\underset{\displaystyle CH_3}{|}}{C}HCOOH$

不饱和羧酸　　$CH_2=CHCOOH$　　$CH_2=\underset{\underset{\displaystyle CH_3}{|}}{C}COOH$

3. 根据羧基的数目分类

可分为一元酸、二元酸和多元酸。例如：

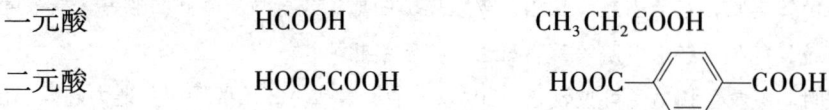

一元酸　　HCOOH　　CH_3CH_2COOH

二元酸　　HOOCCOOH　　$HOOC-C_6H_4-COOH$（对位）

本节主要学习饱和一元酸。

（三）羧酸的命名

1. 系统命名

（1）饱和脂肪一元酸的命名　其命名方法与饱和脂肪一元醛的命名相似，只须把“醛”字改为“酸”字。例如：

CH_3CH_2COOH　　$CH_3CH_2CH(CH_3)CH(CH_3)COOH$

丙酸　　2,3-二甲基戊酸

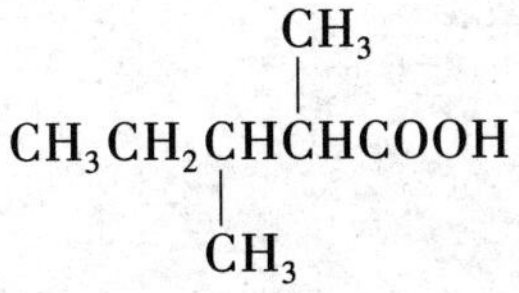

主链碳原子的编号也可以用希腊字母标示。从与羧基直接相连的碳原子开始，依次用α、β、γ……来标示。例如：

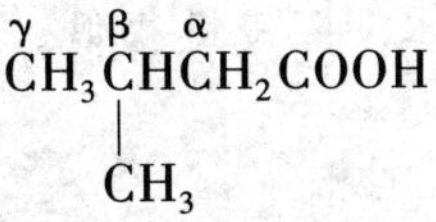

$\overset{\gamma}{C}H_3\overset{\beta}{C}H(CH_3)\overset{\alpha}{C}H_2COOH$　　$\overset{\delta}{C}H_3\overset{\gamma}{C}H(CH_3)\overset{\beta}{C}H_2\overset{\alpha}{C}H(CH_3)COOH$

β-甲基丁酸 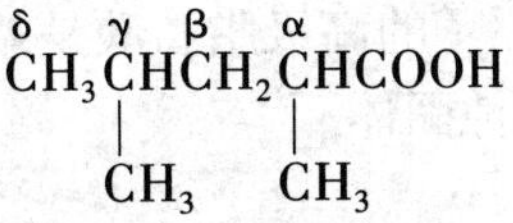　　α,γ-二甲基戊酸

（2）芳香一元酸的命名　其命名方法与芳香一元醛的命名相似，只须把“醛”字改为“酸”字。例如：

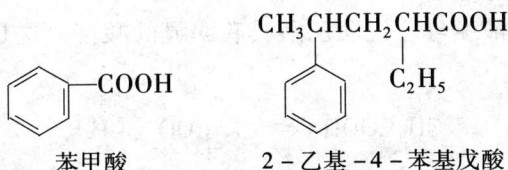

C_6H_5COOH　　$CH_3CH(C_6H_5)CH_2CH(C_2H_5)COOH$

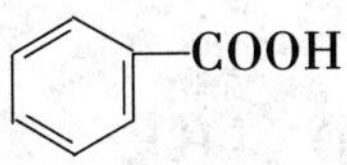

苯甲酸 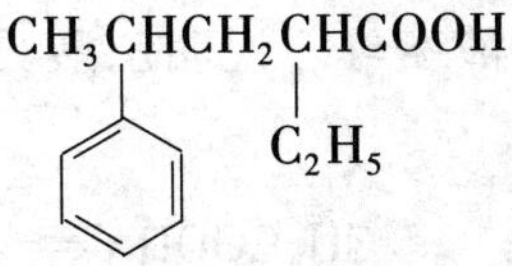　　2-乙基-4-苯基戊酸

（3）不饱和一元酸的命名　若烃基中含有碳碳双键，则选择包含碳碳双键和羧基在内的最长碳链作为主链，称为某烯酸，仍以羧基碳为起点依次给主链碳原子编号，在母体名称前注明双键的位次，并用“-”隔开。例如：

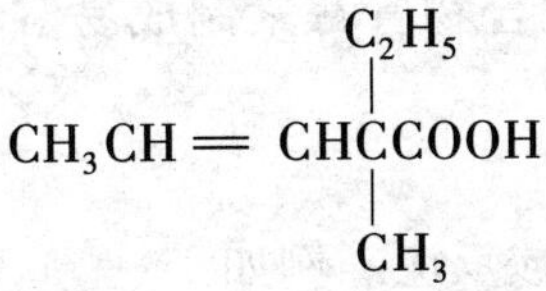

$CH_3CH=CHC(C_2H_5)(CH_3)COOH$　　$CH_2=C(CH_2CH_3)CH_2CH(C_6H_5)COOH$

2-甲基-2-乙基-3-戊烯酸 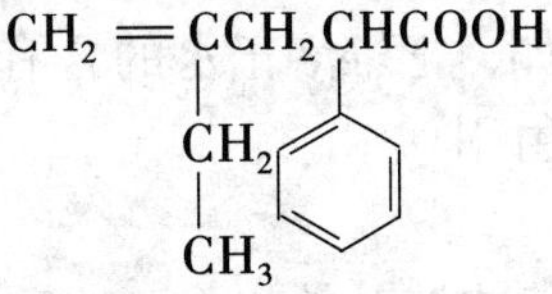　　4-乙基-2-苯基-4-戊烯酸

（4）二元酸的命名　要选包含两个羧基在内的碳链作为主链，根据主链碳原子的数目，称为某二酸；对于芳香族二元酸，可用邻、间、对表示两个羧基的相对位置。例如：

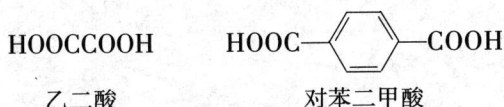

$HOOCCOOH$　　$HOOC-C_6H_4-COOH$

乙二酸　　对苯二甲酸

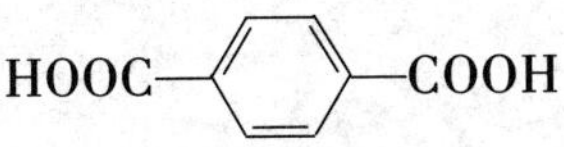

2. 普通命名法或习惯命名法

根据碳原子数目的多少，在羧酸的名称前冠以正、异、新等。例如：

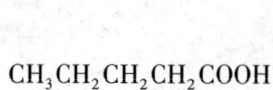

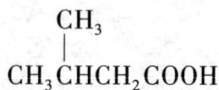

$$CH_3CH_2CH_2CH_2COOH \qquad CH_3\overset{\displaystyle CH_3}{\overset{|}{C}}HCH_2COOH \qquad CH_3\overset{\displaystyle CH_3}{\overset{|}{\underset{\displaystyle CH_3}{\underset{|}{C}}}}COOH$$

正戊酸　　　　异戊酸　　　　新戊酸

二、羧酸的性质

（一）物理性质

含有 1～3 个碳原子的低级脂肪酸，是具有强烈酸味和刺激性气味的液体，如甲酸、乙酸、丙酸。含 4～9 个碳原子的中级脂肪酸，是具有腐败恶臭的油状液体，少数溶于水，如丁酸、己酸，动物的汗液和奶油发酸变坏的气味就是因有游离的丁酸的缘故。含 10 个以上碳原子的高级脂肪酸是蜡状固体，挥发性很低，没有气味。脂肪二元酸和芳香酸都是结晶性固体。

（二）化学性质

1. 酸性

【实验】在试管里滴加 2ml 醋酸溶液，然后向试管里滴 1～2 滴石蕊试液，观察溶液颜色的变化。

实验结果表明，溶液变红。说明乙酸具有明显的酸性。这是因为乙酸在水溶液里能部分电离出 H^+：

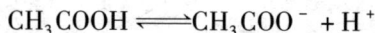

$$CH_3COOH \rightleftharpoons CH_3COO^- + H^+$$

羧酸能与碱发生中和反应，生成盐和水。

$$CH_3COOH + NaOH \longrightarrow CH_3COONa + H_2O$$

羧酸盐的溶解度比羧酸大，医药上常把一些含有羧基难溶于水的药物制成盐，使其易溶于水。例如，把难溶于水的含有羧基的化合物青霉素制成易溶于水的青霉素钠盐或钾盐，供注射用。

2. 脱羧反应

羧酸分子中脱去羧基放出 CO_2 的反应称为脱羧反应。例如：

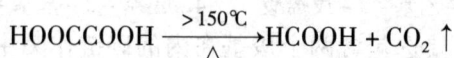

$$HOOCCOOH \xrightarrow[\triangle]{>150℃} HCOOH + CO_2\uparrow$$

脱羧反应常在人体内的许多生化反应中出现，它们都是在人体内酶的作用下进行的。

三、常见的羧酸

1. 甲酸（HCOOH）

甲酸最初是蒸馏蚂蚁得来的，因此俗名蚁酸，存在于许多昆虫的毒液中，为无色、有刺激性的液体，沸点 100.5℃，有腐蚀性。被蚂蚁或蜂类蜇后，其毒液中的甲酸会引起皮肤出现红肿痛痒，在患处涂一些稀氨水或肥皂水，可起到消肿、止痒的作用。12.5g/L 的甲酸溶液叫蚁精，在医药上可用于风湿病的治疗。

2. 乙酸

乙酸俗名醋酸，普通食醋中含有3% ~5%的乙酸。乙酸是无色液体，有强烈刺激性气味，沸点118℃，熔点16.6℃。当温度低于16.6℃时，纯乙酸就凝结成冰状晶体，所以无水乙酸又称为冰醋酸。医药上用乙酸的稀溶液作为消毒防腐蚀剂，也可用于治疗各种皮肤浅部真菌感染，灌洗创面等。生活中常用“食醋疗法”预防流感。

> **课堂互动**
>
> 生活中醋酸还有哪些妙用?

3. 苯甲酸

苯甲酸俗名安息香酸，因存在于安息香树胶中而得名，是最简单的芳香酸，常温下为白色结晶，熔点122℃，难溶于冷水，易溶于热水、乙醇、乙醚等有机溶剂，易升华。苯甲酸具有抑菌防腐能力，而且毒性较低，可用于治疗真菌感染。其钠盐广泛用作食品、饮料和药物的防腐剂。

4. 乙二酸

乙二酸俗名草酸，是最简单的二元酸。草酸一般是无色透明结晶，广泛存在于自然中，在草本、大黄属、酢浆草等植物中，常以钾盐的形式存在。在人或肉食动物的尿中，草酸以钙盐或草尿酸的形式存在，草酸钙是尿道结石的主要成分。

草酸对人体有害，会使人体内的酸碱度失去平衡，影响儿童的发育。草酸可以除铁锈。

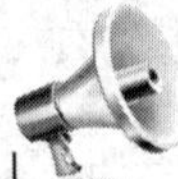

知识链接

羟基酸和酮酸

一、羟基酸

分子中同时含有羟基和羧基的化合物称为羟基酸。

1. 乳酸　乳酸最初是从牛奶中得到的，人在剧烈运动时，体内糖原分解成乳酸，同时释放能量，使肌肉中乳酸含量增加并使人感到肌肉酸胀，休息后，肌肉中的乳酸就转化为糖、CO_2、H_2O，酸胀感消失，所以乳酸是人体中糖代谢的中间产物。

常温下，乳酸为无色黏稠状液体，有很强的吸湿性。能溶于水、乙醇等。乳酸具有消毒防腐作用。乳酸钙〔$(CH_3CHOHCOO)_2Ca \cdot 5H_2O$〕在医药上用于治疗佝偻病、肺结核等疾病需要的钙质的辅助剂；乳酸钠（$CH_3CHOHCOONa$）在临床上用于纠正酸中毒。

2. 水杨酸　水杨酸存在于柳树、水杨树及其他许多植物中，为白色针状晶体，熔点159℃，微溶于水，易溶于乙醚。水杨酸具有杀菌防腐能力，为外用消毒剂，因对肠胃有刺激作用，故不宜内服，水杨酸的各种衍生物如水杨酸甲酯、阿司匹林等可供药用。

二、酮酸

分子中同时含有酮基和羧基的化合物称为酮酸。酮基和羧基都是它的官能团。

医学上将β-丁酮酸、β-羟基丁酸和丙酮三者合称为酮体。正常人体血液中只含有微量（小于0.5mmol/L）酮体。糖尿病患者由于代谢发生障碍，血液和尿液中的酮体含量增高。因此，检测酮体的含量可帮助疾病的诊断。酮体呈酸性，酮体含量增高可使血液的酸度增加，发生酸中毒，严重时可引起患者昏迷或死亡。

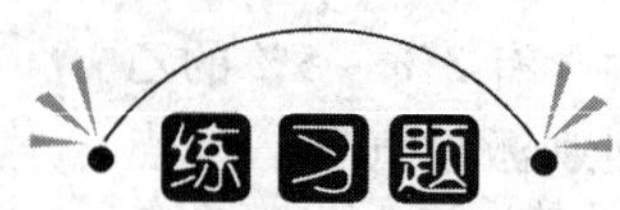

一、名词解释

1. 羰基化合物　　2. 脱羧反应

二、填空题

1. 丙醛的分子式为________，结构式为________，丙酮的分子式为________，结构式为________，它们互为________。

2. 甲醛的结构式为________，________溶于水，40%的甲醛水溶液称为________。

3. 甲醛的俗名________，甲酸的俗名________，乙酸的俗名________，苯甲酸的俗名________。

三、选择题

1. 下列各组物质，属于同系物的是（　　）。
   A. 苯甲醇与苯酚　　B. 丙烯与乙醛
   C. 丙酮与丁酮　　D. 丙醛与丙酸

2. 下列各组物质，属于同分异构体的是（　　）。
   A. 乙醛与丙醛　　B. 丙酮与丙酸
   C. 乙醇与乙醛　　D. 丙醛与丙酮

3. 下列各组物质，属于羰基化合物的是（　　）。
   A. 苯甲醛与甲醇　　B. 乙醛与丁酮
   C. 乙醇与苯酚　　D. 乙酸与丙酮

4. 下列物质，不是酮体组成的是（　　）。
   A. 丙醛　　B. 丙酮
   C. β－羟基丁酸　　D. β－丁酮酸

5. 下列物质，属于二元酸的是（　　）。
   A. 乙酸　　B. 乙醛
   C. 草酸　　D. 苯乙酸

6. 下列结构，为羧酸的官能团的是（　　）。
   A. —CHO　　B. >C═O
   C. —COOH　　D. —OH

四、命名或写结构式

1. 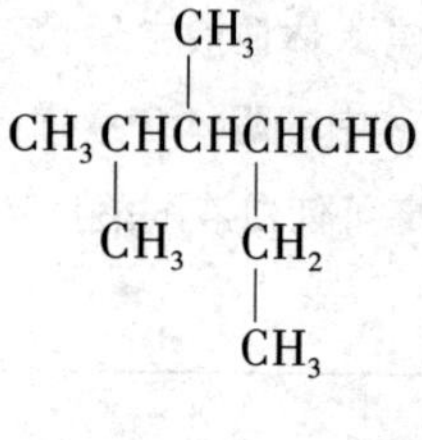 $CH_3CHCHCHCHO$（第二个碳上连 CH_3，第三个碳上连 CH_3，第四个碳上连 CH_2CH_3）

   上方：CH_3
   下方：CH_3　CH_2—CH_3

2. $CH_3CHCHCCH_3$（C═O）

   上方：CH_3　O
   下方：CH_3

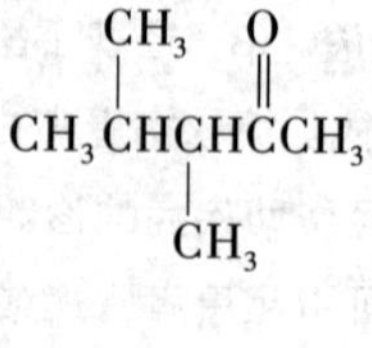

3. 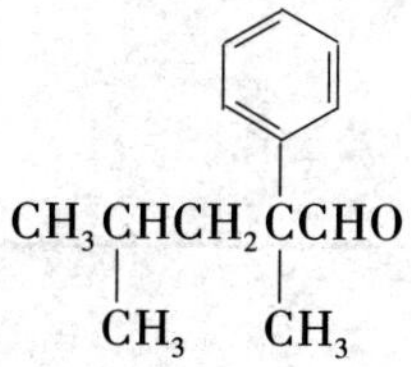
$$\begin{array}{l} \qquad\qquad\quad C_6H_5 \\ \qquad\qquad\quad | \\ CH_3CHCH_2CCHO \\ \quad | \qquad\quad | \\ \quad CH_3 \qquad CH_3 \end{array}$$

4. 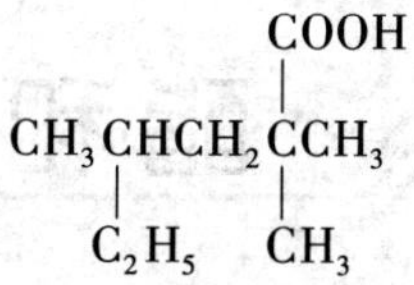
$$\begin{array}{l} \qquad\qquad\qquad COOH \\ \qquad\qquad\qquad | \\ CH_3CHCH_2CCH_3 \\ \qquad | \qquad\quad | \\ \quad C_2H_5 \quad CH_3 \end{array}$$

5. 苯甲酸

6. 3,5-二甲基-4-乙基-2-己酮

7. 3-乙基戊醛

8. 2,5-二甲基-4-乙基-3-苯基己酸

（谢德琼）

第十单元 酯和油脂

要点导航

理解酯的结构和命名、油脂的组成和结构。

了解酯和油脂的性质。

了解常见的酯。

第一节 酯

一、 酯的结构和命名

（一）酯的结构

从结构上看，酯是由酰基（来自羧酸提供）和烃氧基（来自醇提供）两部分连接而成的。

酯可以看作是羧酸分子中羧基上的羟基被烃氧基取代后生成的化合物。一元酸酯的结构通式为：

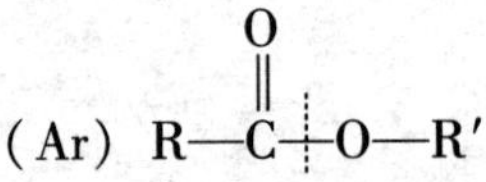

$$\underset{\text{酰基}}{(Ar)\ R-\overset{\overset{\displaystyle O}{\|}}{C}}\ \vdots\ \underset{\text{烃氧基}}{-O-R'}$$

（二）酯的命名

酯的命名是根据生成酯的羧酸和醇的名称而命名（酯可视羧酸与醇或酚作用脱水的产物）。由一元醇和羧酸形成的酯，命名时羧酸的名称在前，醇的名称在后，把“醇”字改成“酯”字，称为“某酸某酯”。例如：

课堂互动

写出下列化合物的结构式：

1.苯甲酸乙酯　　2.丙酸丁酯

3.甲酸丙酯　　4.丁酸乙酯

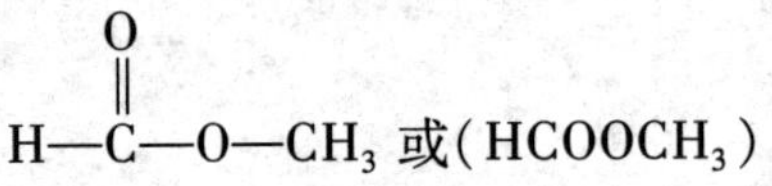

$$\underset{\text{甲酸甲酯}}{H-\overset{\overset{\displaystyle O}{\|}}{C}-O-CH_3\ \text{或}(HCOOCH_3)}\qquad \underset{\text{甲酸乙酯}}{H-\overset{\overset{\displaystyle O}{\|}}{C}-O-CH_2CH_3\ \text{或}(HCOOCH_2CH_3)}$$

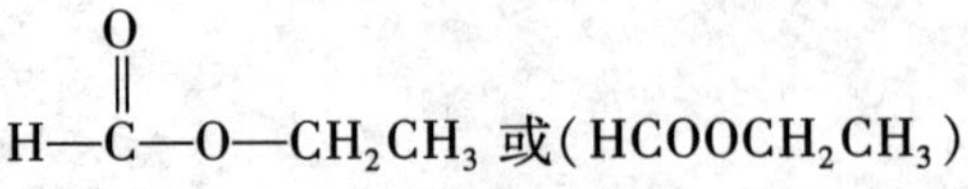

$$CH_3-\overset{\overset{O}{\|}}{C}-O-CH_3 \text{ 或}(CH_3COOCH_3) \qquad CH_3-\overset{\overset{O}{\|}}{C}-O-CH_2CH_3 \text{ 或}(CH_3COOCH_2CH_3)$$

乙酸甲酯　　　　乙酸乙酯

$$C_6H_5-\overset{\overset{O}{\|}}{C}-O-CH_3 \qquad CH_3-\overset{\overset{O}{\|}}{C}-O-C_6H_5$$

苯甲酸甲酯　　　　乙酸苯甲酯

二、 酯的性质

（一）物理性质

低级酯是具有水果香味的挥发性无色液体。如乙酸乙酯、正戊酸异戊酯、戊酸异戊酯具有苹果香味；丁酸丁酯、丁酸甲酯、丁酸乙酯有菠萝香味、乙酸异戊酯具有香蕉味；乙酸戊酯具有梨的香味。酯可作为食品和饮料及日用品的香料。酯的沸点比相对分子质量相近的羧酸要低，这是因为酯的分子间不能形成氢键相缔合的缘故。高级酯为蜡状固体。酯一般比水轻，难溶于水，易溶于有机溶剂，低级酯能溶解很多有机化合物，是良好的有机溶剂。

（二）化学性质

1. 水解反应

酯的化学性质主要是水解反应，酯的水解需要在酸或碱的催化下并且加热才能顺利进行。其中，在酸催化下的水解是可逆反应，逆反应是酯化反应。在碱性溶液中，生成的羧酸盐不能与醇发生酯化反应 。因此，酯在碱性条件下的水解反应是不可逆的。它们的反应如下：

$$R-\overset{\overset{O}{\|}}{C}-OR' + H_2O \xrightleftharpoons{HCl} R-COOH + R'OH$$

$$R-\overset{\overset{O}{\|}}{C}-OR' + H_2O \xrightarrow{NaOH} R-COONa + R'OH$$

2. 醇解反应

酯和醇在酸或碱的存在下相互作用，生成新的酯和新的醇的反应称为酯的醇解反应，故又称为酯的交换反应。

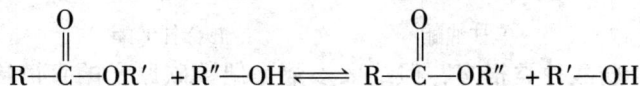

$$R-\overset{\overset{O}{\|}}{C}-OR' + R''-OH \rightleftharpoons R-\overset{\overset{O}{\|}}{C}-OR'' + R'-OH$$

3. 氨解反应

酯与氨作用生成酰胺和醇的反应，称为酯的氨解反应。

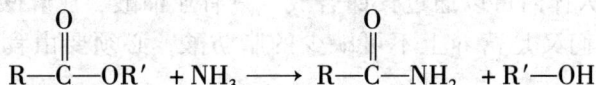

$$R-\overset{\overset{O}{\|}}{C}-OR' + NH_3 \longrightarrow R-\overset{\overset{O}{\|}}{C}-NH_2 + R'-OH$$

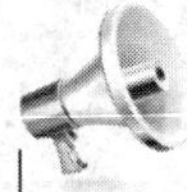

知识链接

药物中的酯

药物中的酯包括无机酸酯和大环内酯。

亚硝酸异戊酯和三硝酸甘油酯属于无机酸酯，亚硝酸异戊酯是血管扩张药，可缓解心绞痛症状；三硝酸甘油酯（常称为硝酸甘油），也有舒张血管的作用，可用作心绞痛的急救药物。

红霉素、麦迪霉素、螺旋霉素和阿奇霉素等抗革兰阳性菌的抗生素都属于大环内酯，它们的结构中含有内酯环，从十元到六十元环都有。阿奇霉素是近年来开发生产的大环内酯抗生素，是在红霉素化学结构的基础上修饰后得到的一种广谱抗生素，在抗感染药物中占有重要的地位，由于其良好的临床疗效， 使其成为大环内酯类抗生素中的佼佼者。除此之外，克拉霉素、罗红霉素、琥乙红霉素等大环内酯类抗生素也有不错的临床效果。

第二节　油　脂

一、 油脂的组成和结构

油脂是特殊结构的酯类化合物，是油和脂肪的总称。室温下呈液态的称为油，如花生油、菜籽油、玉米油、豆油、稻米油、葵花籽油、芝麻油等（椰子油常温下为固体），通常来源于植物；室温下呈固态的称为脂肪，如猪脂、牛脂、羊脂（习惯也成为猪油、牛油、羊油），通常来源于动物。油脂是动植物体的重要成分。

从化学结构和组成上看，油脂的主要成分是 1 分子甘油和 3 分子高级脂肪酸所形成的酯，称为三酰甘油（或甘油三酯）。单酰甘油和二酰甘油在自然界也存在，但含量很少。组成油脂的三分子高级脂肪酸可以相同也可以不相同。由相同脂肪酸组成的油脂称为单三酰甘油（或单甘油酯）。由不同脂肪酸组成的油脂称为混合三酰甘油（或混甘油酯）其结构通式如下：

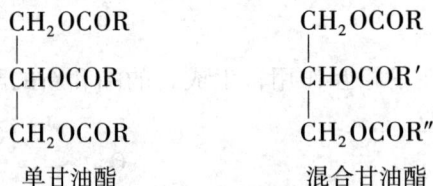

$$\begin{array}{l} CH_2OCOR \\ | \\ CHOCOR \\ | \\ CH_2OCOR \end{array} \qquad\qquad \begin{array}{l} CH_2OCOR \\ | \\ CHOCOR' \\ | \\ CH_2OCOR'' \end{array}$$

单甘油酯　　　　混合甘油酯

组成油脂的脂肪酸种类很多，但绝大多数是偶数碳原子的直链羧酸，这些高级脂肪酸可以是饱和的，也可以是不饱和的。含有较多不饱和脂肪酸成分的油脂，常温下呈液态；含有较多饱和脂肪酸成分的油脂，常温下呈固态。

多数脂肪酸在人体内可以通过代谢合成，只有亚油酸、亚麻酸等少数脂肪酸在人体内不能合成，它们又是营养上不可缺少的脂肪酸，必须要由食物供给，因而成为“必需脂肪酸”。

表 10 - 1 列出了油脂的常见脂肪酸。标“ * ”的为“必需脂肪酸”。

表 10-1 油脂中常见的脂肪酸

分类	俗名	系统名称	结构式
饱和脂肪酸	软脂酸	十六酸	$CH_3(CH_2)_{14}COOH$
	硬脂酸	十八酸	$CH_3(CH_2)_{16}COOH$
不饱和脂肪酸	油酸	9-十八烯酸	$CH_3(CH_2)_7CH=CH(CH_2)_7COOH$
	* 亚油酸	9,12-十八碳二烯酸	CH_2 连接 $CH=CH(CH_2)_7COOH$ 与 $CH=CH(CH_2)_7CH_3$
	* 亚麻酸	9,12,15-十八碳三烯酸	$CH_2CH=CH(CH_2)_7COOH$ | $CH=CHCH_2CH=CHCH_2CH_3$
	* 花生四烯酸	5,8,11,14-二十碳四烯酸	$CHCH_2CH=CH(CH_2)_3COOH$ | $CHCH_2CH=CHCH_2CH=CH(CH_2)_4CH_3$

二、油脂的性质

（一）物理性质

纯净的油脂无色、无臭、无味。油脂都比水轻，相对密度比水小，不溶于水，易溶于苯、乙醚、三氯甲烷、丙酮等有机溶剂。油脂的熔点和沸点与组成甘油酯的脂肪酸的结构有关，脂肪酸的链越长、越饱和，油脂的熔点就越高；脂肪酸的链越短、越不饱和，油脂的熔点就越低。由于天然油脂都是混合物，所以没有恒定的沸点和熔点。

（二）化学性质

1. 水解

油脂在酸、碱的作用下都能发生水解反应，生成甘油和3分子脂肪酸。

$$\begin{matrix} CH_2OCOR \\ | \\ CHOCOR' \\ | \\ CH_2OCOR'' \end{matrix} + 3H_2O \underset{}{\overset{H^+或酶}{\rightleftharpoons}} \begin{matrix} CH_2OH \\ | \\ CHOH \\ | \\ CH_2OH \end{matrix} + \begin{matrix} RCOOH \\ R'COOH \\ R''COOH \end{matrix}$$

油脂在酸性条件下水解是可逆反应，在碱性（氢氧化钠或氢氧化钾）条件下水解反应是不可逆反应，生成脂肪酸的钠盐（或钾盐）和甘油，这种高级脂肪酸盐通常称为肥皂。因此把油脂放在碱性溶液中水解的反应称为皂化反应。

$$\begin{matrix} CH_2O-\overset{O}{\overset{\|}{C}}-R \\ | \\ CHO-\overset{O}{\overset{\|}{C}}-R' \\ | \\ CH_2O-\overset{O}{\overset{\|}{C}}-R'' \end{matrix} + 3NaOH \xrightarrow{\triangle} RCOONa + R'-COONa + R''-COONa + \begin{matrix} CH_2OH \\ | \\ CHOH \\ | \\ CH_2OH \end{matrix}$$

高级脂肪酸钠，称为钠肥皂，就是常用的普通肥皂，脂肪酸钾就是医药上常用的软皂，由于软皂对人体组织、黏膜刺激性小，医药上常用作灌肠剂或乳化剂。

油脂不仅在碱的作用下能被水解，在酸或某些酶的作用下，也同样能被水解，

使1g油脂完全皂化所需要的氢氧化钾的毫克数称为皂化值。根据皂化值的大小，可以判断油脂中所含脂肪酸的平均相对分子质量大小。皂化值越大，脂肪酸的平均相对分子质量越小。

2. 加成

含不饱和脂肪酸的油脂，分子里的碳碳双键可以和氢、碘等加成。

（1）加氢　含不饱和脂肪酸较多的油脂，可以通过催化加氢，使不饱和程度降低，液态的油就能转化为半固态或固态的脂肪。这种加氢反应称为油脂的硬化。当油脂含不饱和脂肪酸较多时，容易氧化变质 。经氢化后的油脂不易被氧化，而且因熔点提高，有利于贮存和运输。

（2）加碘　不饱和脂肪酸甘油酯的碳碳双键也可以和碘发生加成反应。根据一定量油脂所能吸收碘的数量，可以判断油脂组成中脂肪酸的不饱和程度。一般把100g油脂所吸收碘的克数称为碘值。碘值大，表示油脂的不饱和度大。碘值是油脂分析的重要指标之一。

3. 酸败和酸值

油脂经长期贮存，逐渐变质，便会产生难闻的气味，这种变化称为油脂的酸败。引起油脂酸败的原因有两个：一是空气中的氧使油脂氧化生成过氧化物，再分解成低级醛、酮、酸等；二是微生物（酶）的作用，使油脂水解为甘油和游离的脂肪酸，脂肪酸再经微生物作用，进一步氧化和分解，生成一些有特殊气味的小分子化合物。在有水、光、热及微生物的条件下，油脂很容易发生这些反应。中和1g油脂中的脂肪酸所需要的氢氧化钾的毫克数称为油脂的酸值。酸值越大，说明油脂酸败程度越严重。

4. 干性

一些油脂在空气中可生成一层具有弹性而坚硬的固态薄膜，这种生成薄膜的现象称为油脂的干性，它是一系列氧化、聚合的结果。根据各种油脂干化的程度不同，可将油脂分为干性油（桐油、亚麻油）、半干性油（向日葵油、棉籽油）及不干性油（花生油）三类。油脂组成中含不饱和脂肪酸是干化的必要条件，而其中的双键称为共轭体系，油脂的干性更好。桐油的干性良好，是由于它所含的桐油酸(9,11,13－十八碳三烯酸)的3个双键是共轭的。

三、常见的酯

1. 乙酸乙酯（$CH_3COOCH_2CH_3$）

又称醋酸乙酯。纯净的乙酸乙酯是无色透明有芳香气味的液体。用于医药、有机酸等产品的生产；作为香料原料，用于菠萝、香蕉、草莓等水果香精和威士忌、奶油等香料的主要原料用作溶剂，也用于染料和一些医药中间体的合成。

2. 乙酰乙酸乙酯（$CH_3COCH_2COOC_2H_5$）

是具有芳香气味的无色液体，沸腾时有分解现象，在减压下才能蒸馏。乙酰乙酸乙酯是一种重要的有机原料，在医药上用于合成氨基吡啉、维生素B等，亦用于偶氮黄色染料的制备。乙酰乙酸乙酯是以酮式和烯醇式互变异构体所组成的动态平衡体系，

用实验方法可以证明上述异构体存在。在乙酰乙酸乙酯中加入羰基试剂 2,4 - 二硝基苯肼溶液，可生成橙色的苯腙沉淀，表明有酮式结构；在乙酰乙酸乙酯中加入 $FeCl_3$ 试液呈紫色，表明有烯醇式结构存在。

3. 甲基丙烯酸甲酯［$CH_2C(CH_3)COOCH_3$］

又称为异丁烯酸甲酯，为无色易挥发液体，并具有强辣味，是有机玻璃单体。用于制造其他树脂、塑料、涂料、黏合剂、润滑剂。

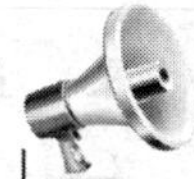

知识链接

油脂的营养与人体健康

油脂的营养非常重要，参与人体各组织的组成，影响各种脂溶性维生素的吸收和代谢，在人体内起着很重要的生理作用。长期缺乏油脂，会引起生长停滞、上皮功能失常、伤口难以愈合、动脉硬化、皮肤病、坏血病、抗病能力减弱等病变，以及各种脂溶性维生素缺乏症。因此，人类必须摄入一定数量的油脂维持人体健康。胆固醇摄入过多是引起肥胖、高血脂、动脉粥样硬化等多种慢性疾病的主要危险因素之一。而食物是人体胆固醇的一个重要来源，尤其是用食用的动物油。

在日常生活中，我国居民的烹调油主要有植物油和动物油两种。很多人以为，动物油含太多饱和脂肪酸，吃了有害无益。其实，饱和脂肪酸不是完全不能吃，只是不能多吃。毕竟，饱和脂肪酸除了给人体提供能量以外，还可以保护皮肤健康和提供能量；只不过，动物油中含较多的胆固醇，这是对人体健康是不利的。中老年人或有动脉粥样硬化、高血压、冠心病、糖尿病、肝炎的患者，更应少吃动物油，宜选择以不饱和脂肪酸为主的植物油，如玉米油、葵花籽油等，从而减少胆固醇被人体摄入，有助于控制体内胆固醇水平。

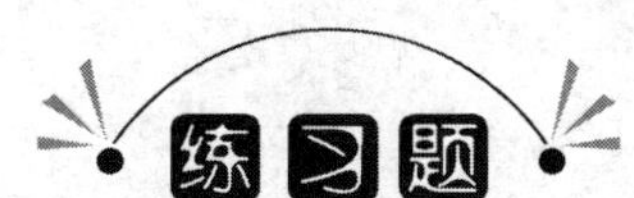

一、名词解释

1. 酯　　2. 油脂　　3. 皂化　　4. 碘值　　5. 酸败

二、填空题

1. 从结构上看，酯是由________基和________基连接而成的化合物。
2. 油脂是________和________的总称。
3. 通常把室温下为________态的称为油，室温下为________态的称为脂肪。
4. 油脂是由 1 分子的________和 3 分子________所形成的酯。

三、选择题

1. 1mol 油脂完全水解后能生成（　　）。

A. 11mol 甘油和 1mol 甘油二酯　　B. 1mol 甘油和 1mol 脂肪酸
C. 3mol 甘油和 1mol 脂肪酸　　D. 1mol 甘油和 3mol 脂肪酸

2. 加热油脂与氢氧化钠溶液的混合物，可生成甘油和脂肪酸钠，这个反应称为油脂的（　　）。
A. 皂化　　B. 酯化
C. 氢化　　D. 乳化

3. 下列物质能跟乙醇发生酯化反应的是（　　）。
A. 乙醚　　B. 乙酸
C. 丙酮　　D. 苯酚

4. 下列属于不饱和脂肪酸的是（　　）。
A. 硬脂酸　　B. 软脂酸
C. 乳酸　　D. 油酸

5. 酯的官能团是（　　）。
A. —CO—　　B. —COH
C. —COOH　　D. —COO—

四、命名下列化合物

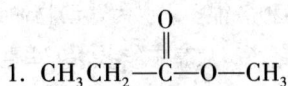

1. $CH_3CH_2—\overset{\overset{\displaystyle O}{\|}}{C}—O—CH_3$

2. $CH_3COOCH_2CH_2CH_3$

3. 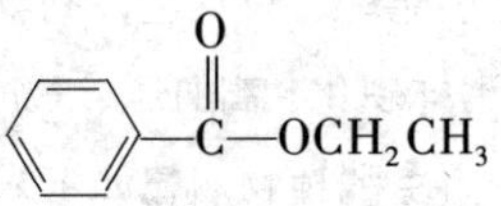 $C_6H_5—\overset{\overset{\displaystyle O}{\|}}{C}—OCH_2CH_3$（苯环）

4. 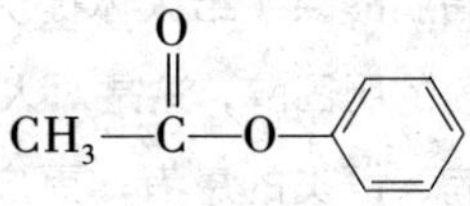 $CH_3—\overset{\overset{\displaystyle O}{\|}}{C}—O—C_6H_5$（苯环）

（薛全振）

糖　类　※第十一单元

要点导航

掌握单糖的主要化学性质。

能够说出糖的定义及常见的单糖、双糖、多糖在生活及医药上的应用。

糖类是自然界中广泛分布的一类重要的有机化合物，与人类的生活密切相关，是人体所需七大营养素之一。糖是供给人体能量的最主要、最经济的来源。它在体内可迅速氧化及时提供能量。1g 糖可产生 16.7kJ（4kcal）能量。脑组织、心肌和骨骼肌的活动需要靠糖提供能量。糖是细胞膜的糖蛋白、神经组织的糖脂以及传递遗传信息的脱氧核糖核酸（DNA）的重要组成成分。人体血液中的葡萄糖、日常食用的蔗糖、粮食中的淀粉、植物体中的纤维素等均属糖类。在医药上，50g/L 的葡萄糖溶液是临床上输液常用的等渗溶液。本章将帮助我们了解糖类化合物的性质和应用。

糖类化合物由 C、H、O 3 种元素组成，大部分糖类化合物分子中氢原子和氧原子的数目是 2∶1，与水中氢和氧的原子比例一致，所以曾经把糖类化合物称为“碳水化合物”，组成通式为 $C_m(H_2O)_n$。但是后来的结构研究发现，有些糖类物质鼠李糖（$C_6H_{12}O_5$）、脱氧核糖（$C_5H_{10}O_4$），其分子中氢原子和氧原子数目比不等于 2∶1，不符合“碳水化合物”组成通式；而有些不具有糖类性质的化合物如醋酸（$C_2H_4O_2$）、乳酸（$C_3H_6O_3$）其分子组成却符合 $C_m(H_2O)_n$。因此，把糖称为“碳水化合物”是不够确切的，但由于习惯，这一名称现在仍然使用。

第一节　单　糖

糖类是多羟基醛、多羟基酮及其脱水缩合物，根据水解情况可分为 3 类：单糖、双糖、多糖。单糖是不能水解的糖；双糖是能水解生成两分子单糖的糖；多糖是能水解生成若干单糖的糖。根据分子结构，单糖可分为两大类：醛糖和酮糖。含有醛基的单糖叫醛糖，如葡萄糖、核糖、脱氧核糖等。含有酮基的单糖叫酮糖，如果糖。

一、常见的单糖

单糖是最简单的糖，易溶于水，可直接被人体吸收利用。最常见的单糖有葡萄糖、果糖、核糖、脱氧核糖和半乳糖。

（一）葡萄糖

葡萄糖分子式为 $C_6H_{12}O_6$，是自然界分布最广的单糖，是植物光合作用的产物，因在葡萄中含量丰富，所以人们称之为葡萄糖。葡萄糖为白色结晶性粉末，熔点为146℃，易溶于水，微溶于乙醇，甜度为蔗糖的60%。工业上用淀粉水解来制取葡萄糖。

> **课堂互动**
>
> 什么叫血糖？正常人体血糖浓度时多少？说出葡萄糖在临床上的应用。

人体血液中的葡萄糖称为血糖，是人体所需能量的主要来源，中枢神经系统几乎全部依赖血糖提供能量。正常人血糖浓度为3.9～6.1mmol/L，保持血糖浓度的恒定具有重要的生理意义。葡萄糖具有强心、利尿和解毒作用，在医学上主要用作注射用营养剂，其浓度为50g/L。

（二）果糖

果糖分子式为 $C_6H_{12}O_6$，广泛分布于水果和蜂蜜中，是最甜的一种单糖。果糖是白色晶体或结晶性粉末，熔点为102℃，易溶于水，可溶于乙醇。

人体内果糖也能与磷酸形成酯，如果糖－6－磷酸酯和果糖－1,6－二磷酸酯是体内糖代谢的中间产物，在糖代谢过程中有着重要作用。果糖－1,6－二磷酸酯还是一种高能营养性药物，有增强细胞活力和保护细胞的功能，可作为心肌梗死及各类休克的辅助药物。含有42%果糖和58%葡萄糖的混合物称为果葡糖浆或高果糖浆，它是用淀粉作原料生产出来的，成本低，且具有天然蜂蜜的香味，在食品工业中有着广泛用途。

（三）核糖和脱氧核糖

核糖的分子式为 $C_5H_{10}O_5$，脱氧核糖的分子式为 $C_5H_{10}O_4$，它们是生物体内重要的戊醛糖，均为结晶固体。核糖和脱氧核糖在自然界中均不以游离态存在，常与磷酸和一些有机含氮杂环结合而存在于核蛋白中，是组成核糖核酸（RNA）和脱氧核糖核酸（DNA）的重要成分，在细胞中起遗传作用，与生命现象有着密切联系。

（四）半乳糖

半乳糖的分子式为 $C_6H_{12}O_6$，是乳糖、琼脂、树胶等的组成成分。半乳糖为无色结晶，熔点为165～166℃，能溶于水和乙醇。

奶和乳制品含有的乳糖是饮食中半乳糖的主要来源。半乳糖通过转化为葡萄糖－1－磷酸为细胞代谢提供能量，但是体内某些酶的缺失可引起血液中半乳糖水平升高，即半乳糖血症。

二、单糖的主要化学性质

（一）氧化反应

单糖都能被碱性的弱氧化剂如托伦试剂、斐林试剂和班氏试剂所氧化，分别生成银镜和砖红色的氧化亚铜沉淀，说明单糖具有较强的还原性。具有还原性，能和托伦试剂、斐林试剂、班氏试剂反应的糖称为还原性糖，没有还原性不能和托伦试剂、斐林试剂、班氏试剂反应的糖称为非还原性糖。所有单糖都是还原性糖。

1. 被托伦试剂氧化

托伦试剂：在洁净的大试管里加入2ml硝酸银溶液，加入一滴NaOH溶液（有沉淀生成），再慢慢加入氨水，直到生成的氧化银沉淀恰好溶解为止。既得托伦试剂。有效成分是［$Ag(NH_3)_2$］OH。

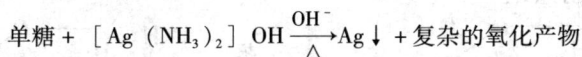

$$单糖 + [Ag(NH_3)_2]OH \xrightarrow[\triangle]{OH^-} Ag\downarrow + 复杂的氧化产物$$

2. 与斐林试剂或班氏试剂反应

斐林试剂：由斐林 A 和斐林 B 两种溶液，使用时等体积混合。有效成分是 Cu^{2+}（配离子）。

斐林 A：3.5% 的硫酸铜溶液。

斐林 B：17% 的酒石酸钾钠碱性溶液。

班氏试剂：由硫酸铜、碳酸钠和枸橼酸钠配制成的蓝色溶液，可存放备用，不需临时配制。有效成分也是 Cu^{2+}（配离子）。

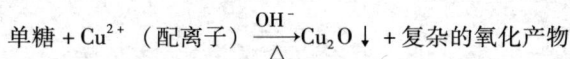

$$单糖 + Cu^{2+}（配离子）\xrightarrow[\triangle]{OH^-} Cu_2O\downarrow + 复杂的氧化产物$$

斐林试剂和班氏试剂与葡萄糖反应都生成 Cu_2O 砖红色沉淀。临床上常用班氏试剂来检验糖尿病患者的尿液中是否含有葡萄糖，并根据产生的 Cu_2O 沉淀的颜色深浅以及量的多少来判断葡萄糖的含量。

3. 醛糖与溴水反应

醛糖可在酸性条件下被溴水氧化为糖酸，溴水褪色，酮糖则不被氧化，可以此来区分醛糖和酮糖。

CHO → (溴水/H^+) → COOH

CH_2OH → CH_2OH

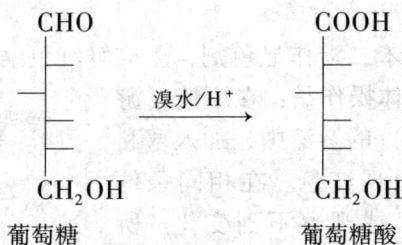

葡萄糖 葡萄糖酸

葡萄糖酸系列产品是食品、医药等产业用途极为广泛的一种产品，在人体新陈代谢中起着重要作用，如葡萄糖酸钾、葡萄糖酸钠、葡萄糖酸钙、葡萄糖酸锌等作为人体营养强化剂及药用补充剂，均有很好的治疗效果。

在体内酶催化下，葡萄糖的伯醇羟基可以被氧化为羧基，生成葡萄糖醛酸。葡萄糖醛酸能与肝、胆中的有毒物质如醇、酚等结合成无毒化合物，随尿排出体外，因此葡萄糖醛酸是体内重要的解毒物质。

CHO → (酶) → CHO

CH_2OH → COOH

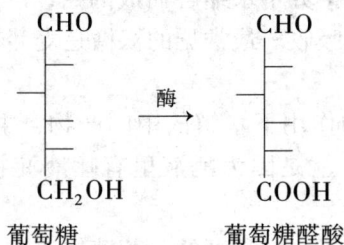

葡萄糖 葡萄糖醛酸

（二）成酯反应

单糖分子中的多个羟基都可以被酯化。例如，人体内的葡萄糖在体内酶的作用下可与磷酸作用生成葡萄糖－1－磷酸酯（俗称 1－磷酸葡萄糖）、葡萄糖－6－磷酸酯

(俗称6－磷酸葡萄糖)。

$$\text{葡萄糖} + H_3PO_4 \xrightarrow{\text{酶}} \text{6－磷酸葡萄糖}\ (H_2PO_3OCH_2\text{—})$$

葡萄糖　　　　6－磷酸葡萄糖

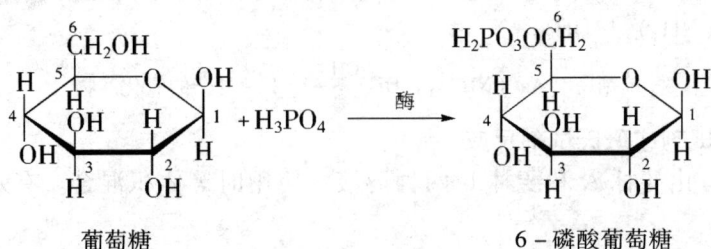

糖在体内的代谢过程中，首先要经过磷酸酯化，然后才能进行一系列的化学反应。例如，1－磷酸葡萄糖是体内合成糖原的原料，同时也是糖原在体内分解的最初产物。因此，糖的磷酸酯化是体内糖原储存和分解的基本步骤之一，在生命过程中具有很重要的意义。

（三）颜色反应

糖能与某些试剂发生特殊的颜色反应，常用于糖类物质的鉴别。

1. 莫立许反应

浓硫酸作脱水剂，用α－萘酚作显色剂，生成紫色缩合物。具体操作是：在糖的水溶液中加入α－萘酚的乙醇溶液，然后沿容器壁慢慢加入浓硫酸，不得振摇，使浓硫酸沉到底部，在浓硫酸和糖溶液的交界面很快出现紫色环，这就是莫立许反应。所有糖，包括单糖、双糖和多糖，都能发生此反应，而且反应很灵敏，常用于糖类物质的鉴别。

2. 塞利凡诺夫反应

用盐酸作脱水剂，用间苯二酚作显色剂，生成鲜红色缩合物。间苯二酚的盐酸溶液称为塞利凡诺夫试剂。具体操作是：在酮糖（游离酮糖或双糖分子中的酮糖）的溶液中，加入塞利凡诺夫试剂，加热，很快出现红色。在相同条件下，醛糖缓慢显现淡红色，或观察不到变化。所以，可用此反应来鉴别酮糖和醛糖。

> **课堂互动**
>
> 怎样鉴别葡萄糖和果糖?

第二节　双糖和多糖

一、常见的双糖

双糖是由两分子单糖脱去1分子水缩合而成的糖，广泛存在于自然界，易溶于水。它需要分解成单糖才能被身体吸收。最常见的双糖是麦芽糖、蔗糖和乳糖。

（一）麦芽糖

麦芽糖是淀粉在淀粉酶的作用下水解的中间产物，主要存在于麦芽中。米饭、馒头在嘴里慢慢咀嚼会有甜味，就是因为唾液里有唾液淀粉酶，把淀粉水解成麦芽糖，所以觉得甜。

麦芽糖为白色晶体，易溶于水，甜度约为蔗糖的70%。

1. 麦芽糖的制法

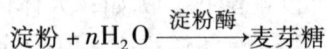

$$\text{淀粉} + nH_2O \xrightarrow{\text{淀粉酶}} \text{麦芽糖}$$

2. 麦芽糖的性质

麦芽糖具有还原性，是还原性双糖，能和托伦试剂、斐林试剂、班氏试剂反应，也能发生水解反应。在酸或酶的作用下，1 分子麦芽糖可水解生成 2 分子葡萄糖。

$$\underset{\text{麦芽糖}}{C_{12}H_{22}O_{11}} + H_2O \xrightarrow{H^+\text{或酶}} \underset{\text{葡萄糖}}{2C_6H_{12}O_6}$$

3. 麦芽糖的用途

麦芽糖有营养价值，可作糖果，是市售饴糖的主要成分，还可用作细菌的培养基。

（二）蔗糖

蔗糖就是普通的食用糖，是自然界中分布最广的双糖，主要来源于南方的甘蔗和北方的甜菜中。因此，蔗糖又名甜菜糖。蔗糖为白色晶体，熔点 186℃，甜度仅次于果糖，易溶于水而难溶于乙醇。蔗糖是由甘蔗或甜菜压榨成汁，然后把汁浓缩结晶而得到的。

1. 蔗糖的性质

蔗糖为非还原性双糖，不能被托伦试剂、斐林试剂、班氏试剂氧化。蔗糖在酸或转化酶的作用下，可发生水解反应，水解生成等量的葡萄糖和果糖的混合物，常将蔗糖的水解反应称为蔗糖的转化，水解产物称为转化糖。蜂蜜中大部分是转化糖。

$$\text{蔗糖} + H_2O \xrightarrow{\text{酸或酶}} \text{葡萄糖} + \text{果糖}$$

2. 蔗糖的用途

蔗糖主要供食用，在医药上主要用作矫味剂和配制糖浆。蔗糖高浓度时能抑制细菌生长，因此又可作食品、药品的防腐剂和抗氧剂。将蔗糖加热到 200℃以上，可得到褐色焦糖，常用作饮料和食品的着色剂。

> **课堂互动**
>
> 怎样鉴别麦芽糖和蔗糖？

（三）乳糖

乳糖存在哺乳动物的乳汁中，牛、羊乳汁中含乳糖 4% ~5%，人乳中含乳糖 6% ~7%。乳糖是白色结晶性粉末。甜度是蔗糖的 70% 左右。乳糖是双糖中水溶性较小的一种，且吸湿性很小。工业上乳糖可从乳酪的副产品乳清中得到。

1. 乳糖的性质

乳糖具有还原性，是还原性双糖，能和托伦试剂、斐林试剂、班氏试剂反应，也能发生水解反应。

$$\underset{\text{乳糖}}{C_{12}H_{22}O_{11}} + H_2O \xrightarrow{H^+\text{或酶}} \underset{\text{半乳糖}}{C_6H_{12}O_6} + \underset{\text{葡萄糖}}{C_6H_{12}O_6}$$

2. 乳糖的用途

在食品工业中，乳糖用于婴儿食品及炼乳中；在医药上，用作散剂和片剂的填充剂。

二、 常见的多糖

多糖是天然高分子化合物，由成千上万个单糖分子之间脱水缩合而成，相对分子质量几万甚至更多。常见的多糖主要有淀粉、糖原、右旋糖酐、纤维素等，它们都是由葡萄糖分子脱水缩合而成。

多糖具有重要的生理功能，与生命现象密切相关。如淀粉和糖原是植物和动物体内葡萄糖的储存形式；纤维素是植物体的骨架；许多酶和激素的作用也与其所含的糖有关；人参、黄芪、灵芝、银耳、香菇中含有的多糖具有抗肿瘤、增强免疫、降血脂、降血糖、抗肝炎、抗衰老等广泛的生物活性。

（一）淀粉

淀粉是绿色植物光合作用的产物，是无味的白色粉末，是人类最主要的食物之一，广泛存在于植物的茎、块根和种子中，是植物储存的养分。大米中含淀粉为75%～80%，小麦中含淀粉为60%～65%，玉米中含淀粉约为65%。

淀粉是由葡萄糖脱水缩合而成的多糖。根据结构不同，淀粉分为直链淀粉和支链淀粉。

淀粉用热水处理后，可溶解部分为直链淀粉，又称为糖淀粉或可溶性淀粉。不溶而膨胀的部分为支链淀粉，又称为胶淀粉。一般淀粉中含直链淀粉10%～30%，含支链淀粉70%～90%。

1. 直链淀粉

直链淀粉难溶于冷水，可溶于热水，由几百个或上千个葡萄糖结合而成。直链淀粉的多糖链很少有分支，但也不是直线型的，而是卷曲成有规则的螺旋状（图11－1），这是由于分子内氢键的作用。每个螺旋圈含6个葡萄糖单位。

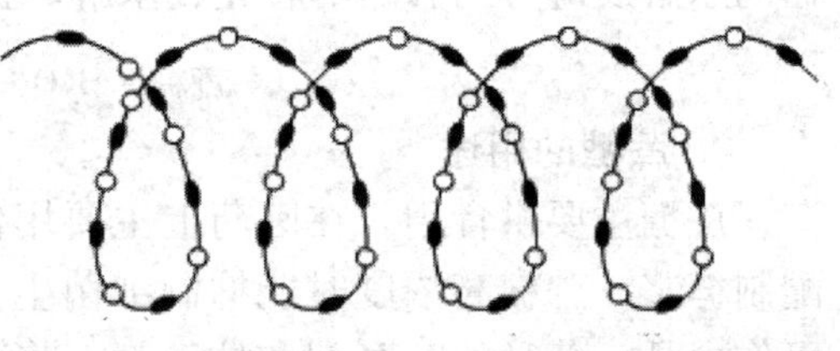

图11－1　直链淀粉结构示意图

直链淀粉溶液遇碘显深蓝色，加热后颜色消失，冷却后蓝色复现。这是因为直链淀粉的螺旋状结构存在空隙，恰好容纳碘分子进入，碘分子与淀粉作用生成蓝色配合物。利用这个性质，可以定性鉴别淀粉。

2. 支链淀粉

支链淀粉难溶于水，遇热水可膨胀成糊状。支链淀粉所含葡萄糖单位比直链淀粉多，一般有1000～300000个左右，相对分子质量也更大，有的可达几百万。支链淀粉的结构非常复杂，具有树枝形分支（图11－2），它是由几十个葡萄糖结合成短的直链，此直链上又形成侧链，在侧链上又会出现另一个分支侧链，每一个支链平均含有约15～18个葡萄糖单位。支链淀粉遇碘显蓝紫色。

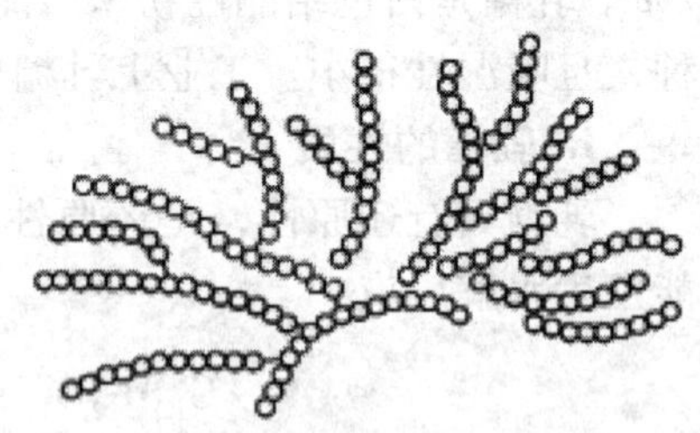

图11－2　支链淀粉结构示意图

淀粉在酸或酶的作用下可逐步水解，先生成相对分子质量比淀粉小的多糖（糊精），最终生成葡萄糖。

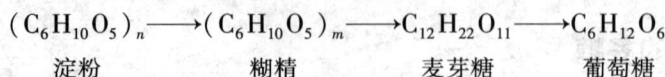

$$\underset{\text{淀粉}}{(C_6H_{10}O_5)_n} \longrightarrow \underset{\text{糊精}}{(C_6H_{10}O_5)_m} \longrightarrow \underset{\text{麦芽糖}}{C_{12}H_{22}O_{11}} \longrightarrow \underset{\text{葡萄糖}}{C_6H_{12}O_6}$$

> **课堂互动**
>
> α－氨基酸的pH与等电点的关系？

糊精是淀粉水解的中间产物，它是白色或淡黄色粉末，溶于冷水，有黏性，可作黏合剂。淀粉无明显药理作用，大量用作制取葡萄糖，在药物制剂中常作赋形剂、润滑剂等。

（二）糖原

糖原的结构与支链淀粉相似（图 11－3），也是由葡萄糖结合而成，但其分支更多、更密。其相对分子质量在几百万至几千万之间。

糖原是在人和动物体内储存的一种多糖，又称动物淀粉或肝糖，主要储存于肝脏和骨骼肌中，分别称为肝糖原和肌糖原。肝糖原分解主要维持血糖浓度，当血糖浓度增高时，多余的葡萄糖就聚合成糖原储存于肝内；当血糖浓度降低时，肝糖原就会分解成葡萄糖进入血液，以保持血糖浓度正常，为各组织提供能量。肌糖原分解为肌肉自身收缩供给能量。

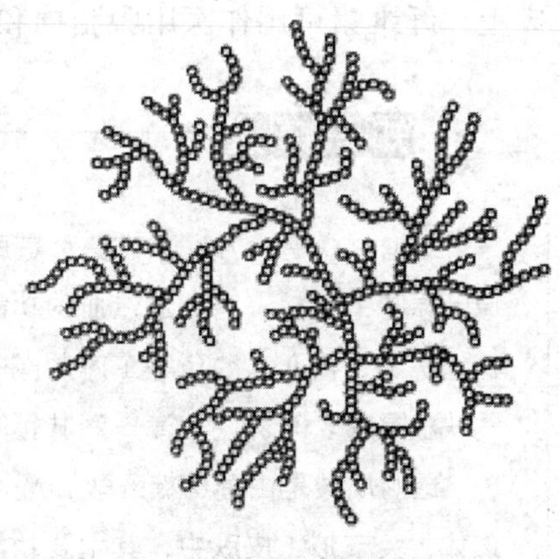

图 11－3 糖原结构示意图

糖原是白色无定形粉末，可溶于热水而形成透明胶体溶液，遇碘显红色。

（三）右旋糖酐

右旋糖酐也是高分子多糖化合物，是白色无定形粉末，无臭、无味，易溶于水，常温时稳定，加热后逐渐变色或分解。临床上常用的有两种右旋糖酐。一种是平均相对分子质量约为 4 万的右旋糖酐，称为低分子右旋糖酐，即右旋糖酐 40。一种是平均相对分子质量为 7 万的右旋糖酐，称为中分子右旋糖酐，即右旋糖酐 70。右旋糖酐 40 有降低血液黏度、改善微循环和抗血栓的作用。右旋糖酐 70 是一种重要的血容量扩充剂，当丧失全血、血浆等而引起血容量不足时，可用右旋糖酐 70 补充。临床上作为血浆代用品，提高血液胶体渗透压。

（四）纤维素

纤维素是自然界中分布最广、含量最多的多糖，它是植物细胞壁的主要成分。木材中纤维素含量约为 50%～70%，棉花中高达 90% 以上。纯的纤维素用棉纤维获得，医用脱脂棉和纱布、实验用滤纸几乎是纯的纤维素制品。

纤维素是由几千至上万个葡萄糖结合而成的直链分子，无分支。纤维素分子链通过氢键相互扭合形成绳索状纤维素链（图 11－4）。

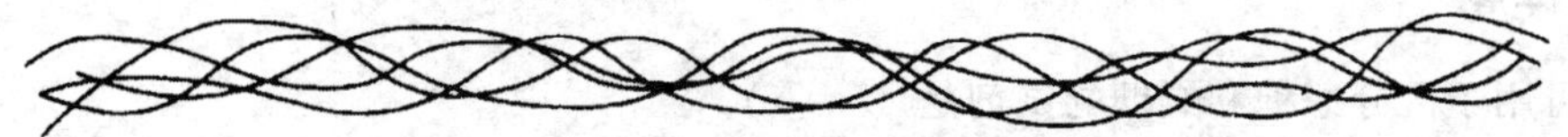

图 11－4 绳索状纤维素链结构示意图

纤维素是白色固体，不溶于水，韧性很强，在高温、高压下经酸水解的最终产物是葡萄糖。虽然纤维素和淀粉一样都是由葡萄糖组成，但由于人体内的淀粉酶只能水解淀粉而不能水解纤维素，因此，纤维素不能被人体消化吸收，不可直接作为人体的营养物质。但纤维素有刺激胃肠蠕动、抗肠癌、防止便秘、降低血清胆固醇等作用，所以食物中保持一定量的纤维素有益于人体健康。食草动物如牛、马、羊等胃中的微生物能分泌出水解纤维素的酶，将纤维素水解成葡萄糖，所以纤维素可作为食草动物的饲料。

纤维素及其衍生物的用途很广，在纺织、化工、国防、食品、医药等均有应用。在药物制剂中，纤维素可用作片剂的黏合剂、填充剂、崩解剂、润滑剂和赋形剂。临床上，纤维素可用作医用脱脂棉和纱布。

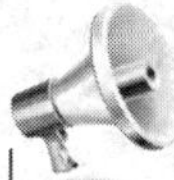

知识链接

红糖、白糖、方糖、冰糖都是蔗糖。红糖是甘蔗经压榨取汁炼制而成的赤色结晶体，是原汁原味的蔗糖。有促进造血的功能，中医中药经常用到红糖。白糖和方糖是同一种，是红糖经洗涤、离心、脱色等工序制成的；冰糖则是白糖在一定条件下，通过重结晶后形成的大的块状晶体，有养阴生津、润肺止咳的作用。

透明质酸是由葡萄糖醛酸和*N*-乙酰氨基葡萄糖聚合而形成的酸性黏多糖，存在于眼球玻璃体、关节液、皮肤中，其主要功能是润滑关节、调节血管壁的通透性、阻滞微生物的入侵和毒性物质的扩散等。

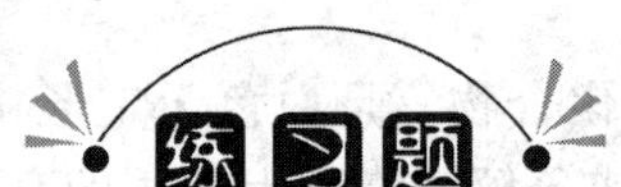

一、名词解释

1. 糖　2. 还原性糖　3. 非还原性糖

二、填空题

1. 糖类是________________，由________、________、________三种元素组成。

2. 葡萄糖具有________、________、________作用，________称为血糖。正常人血糖浓度为________。

3. 根据分子结构，单糖可分为________糖和________糖。

4. 麦芽糖水解生成________糖，淀粉完全水解生成________糖。

三、选择题

1. 可用于区分醛糖和酮糖的试剂是（　　）。

A. 托伦试剂　B. 斐林试剂　C. 塞诺凡利夫试剂　D. 莫立许试剂

2. 下列糖中最甜的是（　　）。

A. 果糖　B. 蔗糖　C. 淀粉　D. 核糖

3. 血糖通常是指血液中的（　　）。
A. 果糖　　B. 葡萄糖　　C. 半乳糖　　D. 糖原

4. 临床上检验糖尿病患者尿糖的常用试剂是（　　）。
A. 班氏试剂　　B. 托伦试剂　　C. 溴水　　D. 斐林试剂

5. 蔗糖的水解产物是（　　）。
A. 葡萄糖和核糖　　B. 葡萄糖和果糖
C. 葡萄糖和半乳糖　　D. 果糖和核糖

6. 糖在人体内的储存形式是（　　）。
A. 葡萄糖　　B. 果糖　　C. 纤维素　　D. 糖原

7. 下列糖中，人体不能消化吸收的是（　　）。
A. 糖原　　B. 淀粉　　C. 纤维素　　D. 葡萄糖

8. 下列糖遇碘显蓝色的是（　　）。
A. 糖原　　B. 淀粉　　C. 果糖　　D. 纤维素

四、用化学方法鉴别下列化合物

1. 葡萄糖、蔗糖和淀粉
2. 蔗糖、果糖和葡萄糖

（邱承晓）

※第十二单元 氨基酸和蛋白质

要点导航

理解氨基酸的概念、结构、分类和命名。
了解氨基酸的主要化学性质。
理解蛋白质组成、分类、基本结构。
了解蛋白质的主要化学性质。

蛋白质广泛存在于生物界，从人类到最简单的生物，主要的组成成分都是蛋白质。动物的皮肤、肌肉、毛发、蹄、角、酶、激素、血红蛋白、抗体等和植物的叶绿素、激素、酶等都是由蛋白质构成的，细菌、病毒也是由蛋白质构成。蛋白质还是与人类的生命活动密切相关的基础物质之一，如：酶在生物的新陈代谢过程中起催化作用，激素在代谢过程中起调节作用，血红蛋白运输氧气，细菌、病毒能引起疾病，抗体能够抵抗疾病等等。总之，蛋白质是生命的物质基础，没有蛋白质就没有生命。

组成蛋白质的基本单位是氨基酸，要学习蛋白质的结构和性质，首先要学习氨基酸的结构和性质。

第一节 氨 基 酸

氨基酸在自然界中有300余种，氨基酸是羧酸分子中烃基上的氢原子被氨基取代后的化合物，分子中有氨基和羧基两种官能团。由于氨基和羧基的相对位置不同，可分为α-氨基酸、β-氨基酸、γ-氨基酸等。其中α-氨基酸是构成蛋白质的基本单位，所以这里仅学习α-氨基酸。

一、α-氨基酸的概念、结构、分类和命名

（一）α-氨基酸的概念、结构

1. α-氨基酸的概念

羧酸分子中的α-氢原子被氨基所代替直接形成的化合物称为α-氨基酸。

2. α-氨基酸的结构

通式如下：

$$R—\underset{H}{\overset{NH_2}{\underset{|}{\overset{|}{C}}}}—COOH$$

不同α-氨基酸在于R不同（甘氨酸的R为H外），R代表侧链基团。

（二）α-氨基酸的分类

20种α-氨基酸在结构上的差别取决于侧链基团R的不同。通常根据R基团的化学结构或性质将20种氨基酸进行分类，有3种分类方法。

1. 根据侧链基团的极性分类

（1）非极性氨基酸（疏水氨基酸）　丙氨酸（Ala）、缬氨酸（Val）、亮氨酸（Leu）、异亮氨酸（Ile）、脯氨酸（Pro）、苯丙氨酸（Phe）、色氨酸（Trp）和蛋氨酸（Met）。

（2）极性氨基酸（亲水氨基酸）　可分为以下3种。①极性不带电荷7种：甘氨酸（Gly）、丝氨酸（Ser）、苏氨酸（Thr）、半胱氨酸（Cys）、酪氨酸（Tyr）、天冬酰胺（Asn）和谷氨酰胺（Gln）；②极性带正电荷的氨基酸（碱性氨基酸）3种：赖氨酸（Lys）、精氨酸（Arg）和组氨酸（His）；③极性带负电荷的氨基酸（酸性氨基酸）2种：天冬氨酸（Asp）和谷氨酸（Glu）。

2. 根据化学结构分类

（1）脂肪族氨基酸　丙氨酸、缬氨酸、亮氨酸、异亮氨酸、蛋氨酸、天冬氨酸、谷氨酸、赖氨酸、精氨酸、甘氨酸、丝氨酸、苏氨酸、半胱氨酸、天冬酰胺、谷氨酰胺。

（2）芳香族氨基酸　苯丙氨酸、酪氨酸。

（3）杂环族氨基酸　组氨酸、色氨酸。

（4）杂环亚氨基酸　脯氨酸。

3. 按人体能否自己合成分类

（1）必需氨基酸（essential amino acid）　指人体（或其他脊椎动物）不能合成或合成速度远不适应机体的需要，必需由食物蛋白供给，这些氨基酸称为必需氨基酸。有8种：赖氨酸、色氨酸、蛋氨酸、苏氨酸、异亮氨酸、亮氨酸、苯丙氨酸和缬氨酸。

（2）非必需氨基酸（nonessentialamino acid）　指人（或其他脊椎动物）自己能由简单的前体合成，不需要从食物中获得的氨基酸。除了8种必需氨基酸外，其余12种为非必需氨基酸。

重要α-氨基酸如表12-1所示。

表12-1　重要α-氨基酸

氨基酸名称	简写符号			结构式	等电点pI
	中文	英文缩写	代号		
甘氨酸	甘	Gly	G	$\underset{NH_2}{\underset{\vert}{CH_2}}—COOH$	5.97

续表

氨基酸名称	简写符号			结构式	等电点 pI
	中文	英文缩写	代号		
丙氨酸	丙	Ala	A	$CH_3-CH(NH_2)-COOH$	6.00
*缬氨酸	缬	Val	V	$(CH_3)_2CH-CH(NH_2)-COOH$	5.96
*亮氨酸	亮	Leu	L	$(CH_3)_2CH-CH_2-CH(NH_2)-COOH$	5.98
*异亮氨酸	异亮	Ile	I	$CH_3-CH_2-CH(CH_3)-CH(NH_2)-COOH$	6.02
*苯丙氨酸	苯丙	Phe	F	$C_6H_5-CH_2-CH(NH_2)-COOH$	5.48
*色氨酸	色	Trp	W	$C_8H_6N-CH_2-CH(NH_2)-COOH$	5.89
*蛋氨酸	蛋	Met	M	$CH_3-S-(CH_2)_2-CH(NH_2)-COOH$	5.74
脯氨酸	脯	Pro	P	$C_4H_7NH-COOH$	6.30
丝氨酸	丝	Ser	S	$CH_2(OH)-CH(NH_2)-COOH$	5.68
*苏氨酸	苏	Thr	T	$CH_3-CH(OH)-CH(NH_2)-COOH$	5.60
酪氨酸	酪	Tyr	Y	$HO-C_6H_4-CH_2-CH(NH_2)-COOH$	5.66
半胱氨酸	半	Cys	C	$CH_2(SH)-CH(NH_2)-COOH$	5.07
天冬酰胺	天	Asn	N	$NH_2-C(=O)-CH_2-CH(NH_2)-COOH$	5.41

续表

氨基酸名称	简写符号			结构式	等电点 pI
	中文	英文缩写	代号		
谷氨酰胺	谷	Gln	Q	$NH_2-\overset{\overset{O}{\parallel}}{C}-CH_2CH_2-\underset{\underset{NH_2}{\vert}}{CH}-COOH$	5.65
谷氨酸	谷	Glu	E	$HOOC-CH_2-CH_2-\underset{\underset{NH_2}{\vert}}{CH}-COOH$	3.22
天冬氨酸	天	Asp	D	$HOOC-CH_2-\underset{\underset{NH_2}{\vert}}{CH}-COOH$	2.77
*赖氨酸	赖	Lys	K	$\underset{\underset{NH_2}{\vert}}{CH_2}-(CH_2)_3-\underset{\underset{NH_2}{\vert}}{CH}-COOH$	9.74
精氨酸	精	Arg	R	$H_2N-\underset{\underset{NH}{\parallel}}{C}-NH(CH_2)_3-\underset{\underset{NH_2}{\vert}}{CH}-COOH$	10.76
组氨酸	组	His	H	(咪唑环, N, N—H)$-CH_2-\underset{\underset{NH_2}{\vert}}{CH}-COOH$	7.59

注：带*号的是必需氨基酸。

（三）α-氨基酸的命名

α-氨基酸的命名可采用系统命名法，其方法与羟基酸一样，即以羧酸为母体，氨基作为取代基，氨基的位置既可以用阿拉伯数字表示，习惯上也可以用希腊字母α来标示，并写在氨基酸名称的前面。α-氨基酸也可以根据其来源或某些特性而采用俗名，例如天冬酰胺来源于天门冬植物的幼苗；甘氨酸具有甜味等。有时还用中文或英文缩写符号表示。例如：

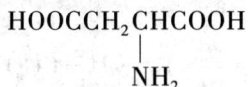

$$HOOCCH_2\underset{\underset{NH_2}{\vert}}{CH}COOH$$

α-氨基丁二酸或2-氨基丁二酸

俗名：天冬氨酸

缩写符号：中文为“天”，英文为“Asp”

$$\underset{\underset{NH_2}{\vert}}{CH_2}-COOH$$

α-氨基乙酸

俗名：甘氨酸

缩写符号：中文为“甘”，英文为“Gly”

二、 α-氨基酸的性质

（一）α-氨基酸的物理性质

α-氨基酸都是无色晶体。具有很高的熔点，熔化时会发生分解。一般能溶于水，也能溶于强酸、或强碱溶液中，难溶于乙醚、苯等有机溶剂。

（二）α－氨基酸的化学性质

α－氨基酸分子中既含有羧基又含有氨基，所以既具有羧基和氨基的典型性质，又具有羧基和氨基相互影响和相互作用而产生的一些特殊性质，

1. 羧基的反应

$$R-\underset{\underset{NH_2}{|}}{CH}-COOH + NaOH \longrightarrow R-\underset{\underset{NH_2}{|}}{CH}-COONa + H_2O \quad \text{（成盐反应）}$$

$$R-\underset{\underset{NH_2}{|}}{CH}-COOH + R_1-OH \xrightarrow{H^+} R-\underset{\underset{NH_2}{|}}{CH}-COOR_1 \quad \text{（成酯反应）}$$

$$R-\underset{\underset{NH_2}{|}}{CH}-COOH \xrightarrow[\triangle]{Ba(OH)_2} RCH_2NH_2 + CO_2\uparrow \quad \text{（脱羧反应）}$$

2. 氨基的反应

$$R-\underset{\underset{NH_2}{|}}{CH}-COOH + HX \longrightarrow R-\underset{\underset{NH_3^+X^-}{|}}{CH}-COOH \quad \text{（成盐反应）}$$

$$R-\underset{\underset{NH_2}{|}}{CH}-COOH + HNO_2 \longrightarrow R-\underset{\underset{OH}{|}}{CH}-COOH + N_2\uparrow + H_2O \quad \text{（与亚硝酸反应）}$$

3. α－氨基酸的特性反应

氨基酸既含有酸性的羧基—COOH又含有碱性的氨基－NH_2。属于两性电解质，具有两性电离性质。氨基酸在溶液中解离既带正电荷又带负电荷的状态，称为两性离子。

$$R-\underset{\underset{NH_2}{|}}{CH}-COOH \rightleftharpoons R-\underset{\underset{NH_3^+}{|}}{CH}-COO^-$$

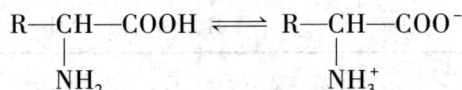

在一定的pH的溶液中，氨基酸解离的程度及趋势相等，净电荷为零，在电场中，氨基酸既不向阴极也不向阳极移动，此时溶液的pH称为氨基酸的等电点，常用pI表示。氨基酸在水溶液中的状态随溶液酸碱性的变化表示如下：

$$R-\underset{\underset{NH_2}{|}}{CH}-COOH$$

$$\Updownarrow$$

$$\underset{\text{(pH<pI)}\ \text{正离子}}{R-\underset{\underset{NH_3^+}{|}}{CH}-COOH} \underset{H^+}{\overset{OH^-}{\rightleftharpoons}} \underset{\text{(pH=pI)}\ \text{两性离子}}{R-\underset{\underset{NH_3^+}{|}}{CH}-COO^-} \underset{H^+}{\overset{OH^-}{\rightleftharpoons}} \underset{\text{(pH>pI))}\ \text{负离子}}{R-\underset{\underset{NH_2}{|}}{CH}-COO^-}$$

不同的氨基酸具有不同的等电点（表12－1）。酸性氨基酸的等电点小于4.0，碱性氨基酸的等电点大于7.5，中性氨基酸的等电点不是7，而是在5.0～6.5。

4. 成肽反应

一分子的α－氨基酸的羧基与另一分子α－氨基酸的氨基脱去一分子水生成一分子

二肽，二肽还可以再和另一氨基酸的羧基或氨基脱水生成三肽、四肽、五肽，以至多肽。

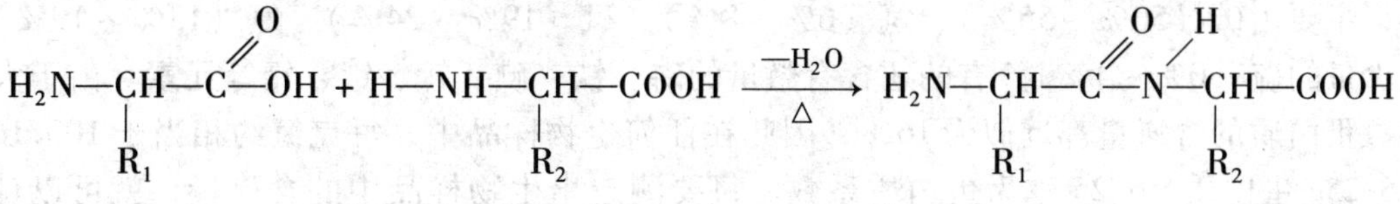

$$H_2N—\underset{\underset{R_1}{|}}{CH}—\overset{\overset{O}{\|}}{C}—OH + H—NH—\underset{\underset{R_2}{|}}{CH}—COOH \xrightarrow[\triangle]{-H_2O} H_2N—\underset{\underset{R_1}{|}}{CH}—\overset{\overset{O}{\|}}{C}—\overset{\overset{H}{|}}{N}—\underset{\underset{R_2}{|}}{CH}—COOH$$

二肽

肽分子中的 $—\overset{\overset{O}{\|}}{C}—\overset{\overset{H}{|}}{N}—$ 称为肽键。多肽链中的每一个氨基酸单位通常叫做氨基酸残基。不论肽链有多长，肽链的一端总有未结合的氨基，叫做 N 端，通常写在肽链的左端；肽链的另一端总有未结合的羧基，叫做 C 端，通常写在肽链的右端。如谷胱甘肽：

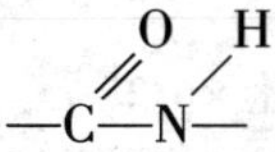

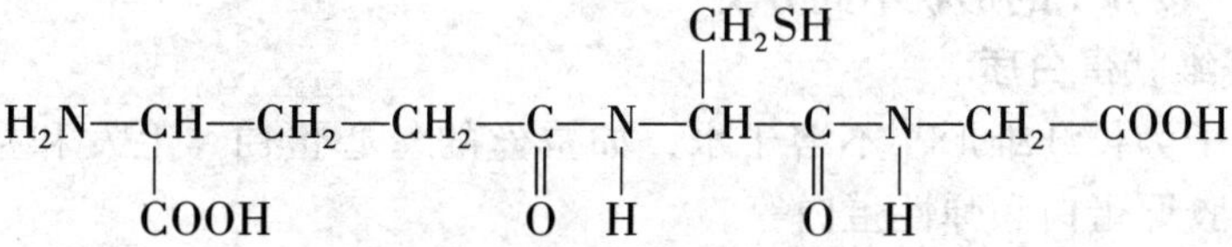

$$H_2N—\underset{\underset{COOH}{|}}{CH}—CH_2—CH_2—\underset{\underset{O}{\|}}{C}—\underset{\underset{H}{|}}{N}—\overset{\overset{CH_2SH}{|}}{CH}—\underset{\underset{O}{\|}}{C}—\underset{\underset{H}{|}}{N}—CH_2—COOH$$

谷胱甘肽

由多种氨基酸分子按着不同的排列顺序以肽键相互结合，可以形成许许多多大小不同的多肽。例如催产素（九肽）、抗利尿激素（九肽）、促甲状腺素释放激素（三肽）等等。

5. 茚三酮反应

α－氨基酸与水合茚三酮共热，经一系列的反应，最终生成蓝紫色的化合物。

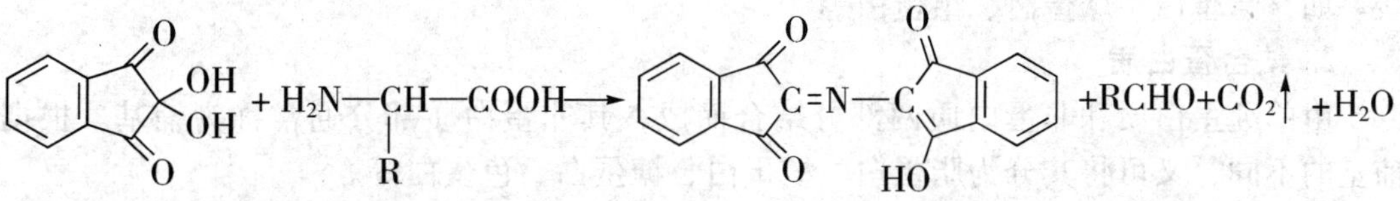

$$\text{(水合茚三酮, OH, OH)} + H_2N—\underset{\underset{R}{|}}{CH}—COOH \longrightarrow \text{(茚二酮)}C{=}N—C\text{(羟基茚酮, HO)} + RCHO + CO_2\uparrow + H_2O$$

该反应非常简便、灵敏，可根据生成的蓝紫色化合物颜色的深浅程度以及放出的 CO_2 的体积，可以定量测定氨基酸，同时也是鉴别 α－氨基酸的常用方法。

> **课堂互动**
>
> α－氨基酸的pH与等电点的关系？

6. 氨基酸的紫外吸收性质

色氨酸、酪氨酸和苯丙氨酸在 280nm 波长附近具有最大的光吸收峰。

第二节　蛋　白　质

蛋白质分子是有很多个 α－氨基酸分子间以肽键形成的生物大分子物质。

一、蛋白质的组成

蛋白质在酸、碱或蛋白酶作用水解生成相对分子质量大小不等的肽和氨基酸，肽进一步水解也得到氨基酸，所以，氨基酸是组成蛋白质的基本单位。经过对多种蛋白质进行元素分析发现，虽然蛋白质的种类繁多，结构复杂，但是它们的组成元素并不多，主要由碳（50% ~55%）、氢（6% ~8%）、氧（19% ~24%）、氮（13% ~19%）及少量的硫（0% ~4%）。有的还含有微量的磷、铁、碘、锌、锰、钼等元素。由于大多数蛋白质的含氮量都近似为16%，因此在任何生物样品中，每克氮约相当于100/16 =6.25g 蛋白质。6.25 称为蛋白质系数。只要测定出生物样品中的含氮量，就可以计算出其中蛋白质的大致含量。

每克样品中蛋白质的含量 = 每克样品的含氮量 ×6.25

二、蛋白质的分类

蛋白质的种类很多，分类方法有多种，但主要有以下 3 种。

（一）按分子的形状不同分类

1. 纤维状蛋白质

其分子为长纤维形，不溶于水，如蚕丝的丝心蛋白、毛发和指甲中的角蛋白、结缔组织的胶原蛋白和弹性蛋白等。

2. 球状蛋白质

其分子为球状或椭球状，一般为可溶性，有特异生物活性，如：胰岛素、血红蛋白、酶、免疫球蛋白等。

（二）按化学组成分类

1. 单纯蛋白质

完全由 α－氨基酸通过肽键结合而成的蛋白质，其水解的最终产物都是 α－氨基酸。如：清蛋白、球蛋白、组蛋白等。

2. 结合蛋白质

由单纯蛋白质和非蛋白质两部分结合而成，其非蛋白质部分通常称为辅基。根据辅基的不同，又可将其分为脂蛋白、核蛋白、糖蛋白、色蛋白等。

（三）按功能分类

各种蛋白质具有不同生物学功能，可将蛋白质分为起催化作用的叫酶，起调节作用的叫激素，起免疫作用的叫抗体，起构造作用的叫结构蛋白。

三、蛋白质的结构

蛋白质分子是由许多氨基酸通过肽键相连形成的生物大分子。各种蛋白质分子中氨基酸的组成、排列顺序和肽链的立体结构都各不相同。蛋白质分子结构分为一级、二级、三级、四级结构 4 个层次。一级结构是蛋白质的基本结构，其后三层统称高级结构或空间构象。

（一）一级结构

通常是指蛋白质分子中氨基酸的连接方式和排列顺序。一级结构是蛋白质分子的基本结构。肽键是其基本结构键。

蛋白质分子的一级结构研究最清楚的是胰岛素。

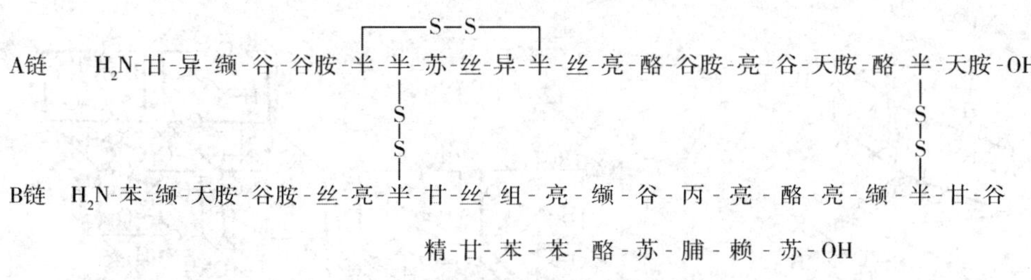

图 12－1　人胰岛素的一级结构

它由两条链组成：A 链有 21 个氨基酸残基，B 链有 30 个氨基酸残基。A 链与 B 链通过两个二硫键（两个半胱氨酸巯基脱氢氧化生成）相连。

（二）二级结构

指蛋白质分子中多肽主链原子的局部空间排列，不涉及氨基酸侧链的构象，二级结构的结构基础是肽键平面。肽键中的 C、O、N、H 四个原子和与它们相邻的两个 α 碳原子都处在同一个平面上，称肽键平面。

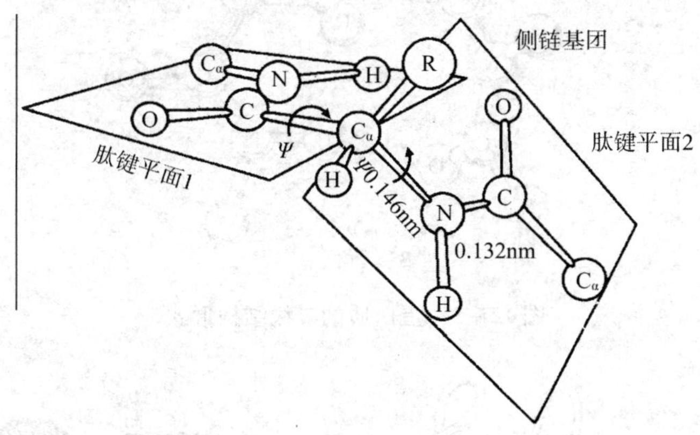

图 12－2　肽键平面

蛋白质的二级结构有以下几种基本形式（图 12－3）。

（1）α－螺旋　α－螺旋是指多肽链中肽键平面通过 α－碳原子的相对旋转，沿长轴方向按规律盘绕形成的紧密螺旋盘曲构象。

（2）β－折叠　β－折叠是一种比较伸展、呈锯齿状的肽链结构。

（3）β－转角　β－转角是指多肽链常会出现 180°的回折，在这种回折角处就是 β－转角。

（4）不规则卷曲　此种结构为多肽链中除了以上几种比较规则的构象外，没有确定规律性的那部分肽链构象。

（三）三级结构

三级结构是指整条多肽链中全部氨基酸残基的相对空间位置，包含了一条肽链中主链构象和侧链构象的全部内容。是蛋白质分子在二级结构的基础上进一步盘曲、折叠而形成的特定的三级结构，如图 12－4 所示。

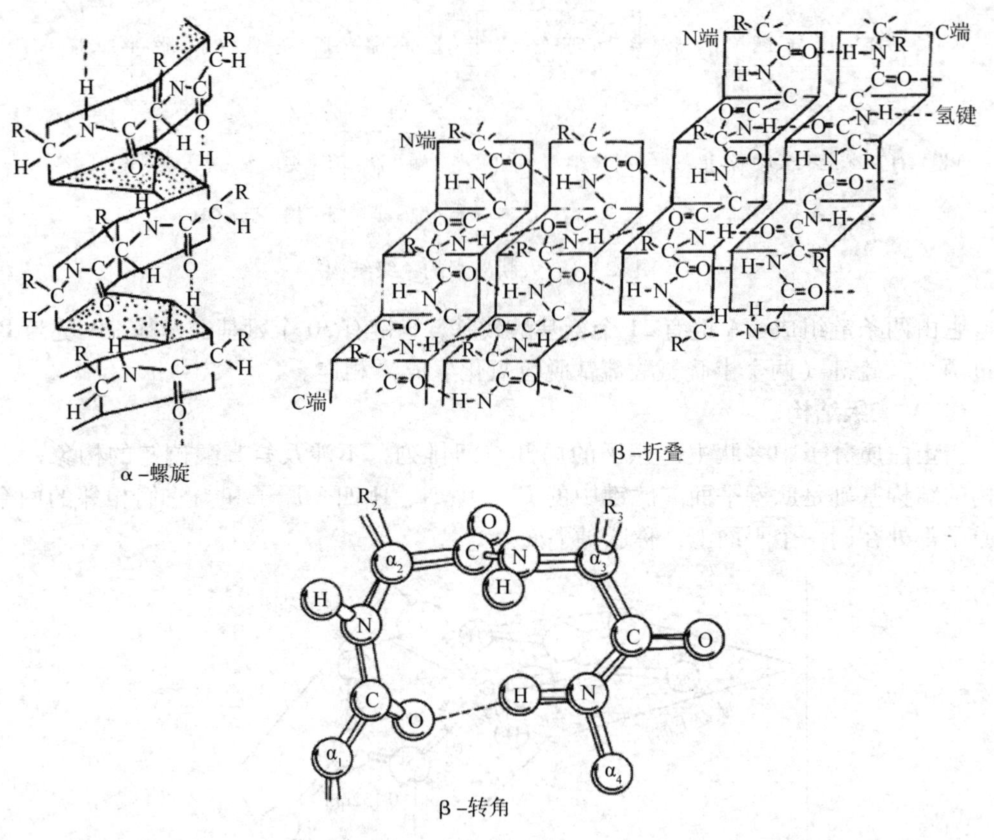

图 12－3　蛋白质的二级结构形式

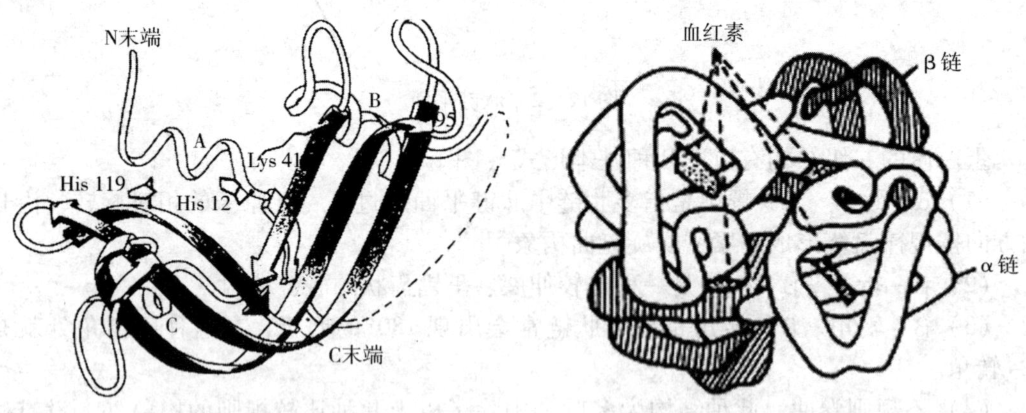

图 12－4　牛胰核糖核酸酶的三级结构　　　图 12－5　血红蛋白分子的四级结构

（四）四级结构

蛋白质的四级结构是指蛋白质分子中各亚基（每条多肽链）之间的空间排布及相互接触关系，如图 12－5 所示。

四、蛋白质的性质

蛋白质是由 α－氨基酸组成，因此，其部分理化性质与氨基酸相似，例如，两性电离及等电点、呈色反应、紫外吸收等，但蛋白质又有部分性质不同于氨基酸，如：沉淀、变性等。

（一）两性电离和等电点

与氨基酸相似，蛋白质也是两性物质。它们在溶液中的解离状态受溶液 pH 的影响。当溶液处于某一 pH，蛋白质分子不解离，或解离成阳离子和阴离子的趋势相等，即净电荷为零，此时溶液的 pH 称为该蛋白质的等电点。蛋白质在水溶液中的两性电离可用下面的式子表示：

$$P\begin{matrix}COOH\\NH_2\end{matrix}$$

$$\rightleftharpoons$$

$$P\begin{matrix}COO^-\\NH_2\end{matrix} \underset{H^+}{\overset{OH^-}{\rightleftharpoons}} P\begin{matrix}COO^-\\NH_3^+\end{matrix} \underset{OH^-}{\overset{H^+}{\rightleftharpoons}} P\begin{matrix}COOH\\NH_3^+\end{matrix}$$

负离子（$pH > pI$）　　两性离子（$pH = pI$）　　正离子（$pH > pI$）

（二）沉淀

蛋白质是高分子化合物，其分子颗粒直径在 1 ~ 100nm 之间，属胶体粒子直径范围，因此蛋白质溶液具有胶体的性质，但比胶体溶液稳定，稳定的原因主要有两个，一是由于蛋白质分子在溶液中带有相同的电荷，相互排斥，不易凝聚；二是由于蛋白质的链上有多种亲水基团（如肽键、氨基、羧基、羟基等），可借助氢键与水分子结合，形成一层厚而密的水化膜。要使蛋白质从溶液中沉淀析出，必须除去水化膜，中和其电荷这两个因素。如图 12 – 6 所示。

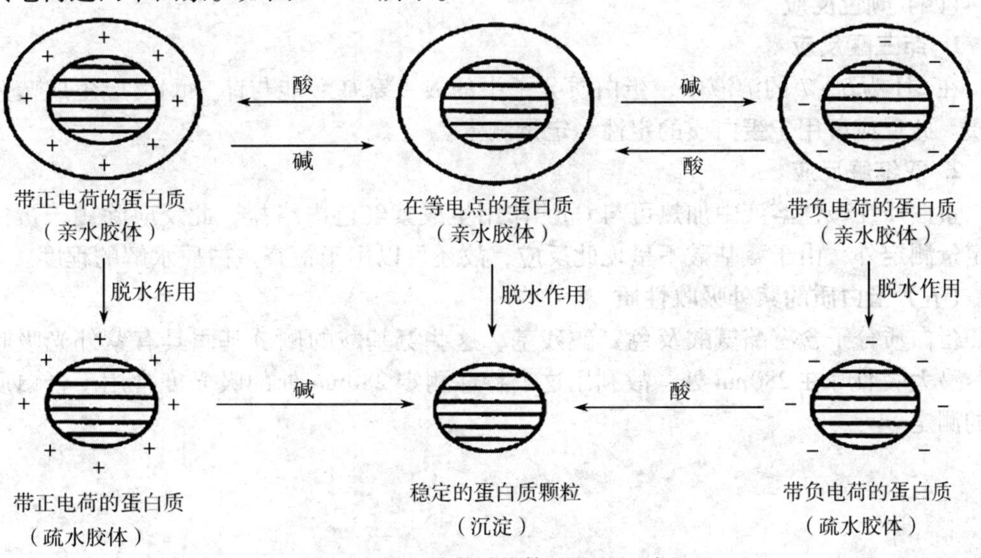

图 12 – 6　蛋白质胶体颗粒的沉淀

+ 与 – 分别代表正负电荷；颗粒外的空圈代表水化膜

使蛋白质从溶液中沉淀析出的方法主要有如下几种。

1. 盐析

向蛋白质溶液中加入电解质（如硫酸钠、硫酸铵等）溶液，蛋白质便从溶液中析出，这种作用称为盐析。其原因是加入电解质中和了蛋白质颗粒所带的电荷，破坏了蛋白质分子的水化膜。这一过程是一个可逆过程，在一定条件下，盐析出来的蛋白质仍可再溶于水，恢复原有的生理性质。蛋白质盐析所需盐的最小浓度称为盐析浓度。不同的蛋白质具有不同的盐析浓度，利用这一性质，采用逐渐加大盐浓度的方法，使同一溶液中的不同蛋白质从溶液中分段析出，达到分离的目的，这种操作方法称为分段盐析。

2. 加入重金属盐

蛋白质在其 pH 高于其等电点的溶液中带负电荷，因此可与 Hg^{2+}、Ag^{+}、Cu^{2+}、Pb^{2+} 等重金属离子结合，生成不溶性沉淀物质。蛋清与牛乳对重金属中毒的解毒作用，就是根据这一原理。

3. 加入生物碱沉淀剂

蛋白质在其 pH 低于其等电点的溶液中带正电荷，因此可与生物碱沉淀剂（如苦味酸、鞣酸、三氯乙酸、磷钨酸等）的酸根结合，生成不溶的蛋白质盐沉淀。在临床检验和生化实验中，常用这类试剂除去血液中干扰测定的蛋白质。

（三）变性

> **课堂互动**
>
> 蛋白质沉淀就变性吗?

蛋白质在某些物理因素（如加热、高压、超声波、紫外线、X 射线等）和化学因素（如强碱、强酸、重金属盐、乙醇、苯酚等）影响下，分子的内部结构、理化性质和生物活性也随之改变，这种现象称为蛋白质的变性。变性后的蛋白质不仅丧失了原有的可溶性，也失去了原有的许多功能。蛋白质变性的原理已广泛应用于医学实践，如利用乙醇、加热、高压、紫外线杀菌消毒等。

（四）颜色反应

1. 茚三酮反应

在 pH 为 5~7 的溶液中，蛋白质分子中的 α－氨基酸能与茚三酮反应生成蓝紫色物质。此反应可用于蛋白质的定性、定量测定。

2. 双缩脲反应

蛋白质在碱性溶液中加热可与 Cu^{2+} 作用生成紫红色内络盐。此反应除用于蛋白质的定量测定外，由于氨基酸不呈现此反应，故还可以用于检查蛋白质水解的程度。

（五）蛋白质的紫外吸收性质

蛋白质分子含有酪氨酸及色氨酸残基，这些氨基酸的侧链基团具有紫外光吸收能力，最大吸收峰在 280nm 处，故利用这个特性测定 280nm 处的吸光度常用于蛋白质含量的测定。

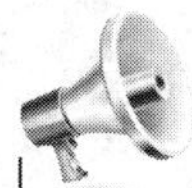

知识链接

蛋白质的食物来源可分为植物性蛋白质和动物性蛋白质两大类。植物蛋白质中，谷类含蛋白质10%左右，蛋白质含量不算高，但由于是人们的主食，所以仍然是膳食蛋白质的主要来源。豆类含有丰富的蛋白质，特别是大豆含蛋白质高达36%~40%，氨基酸组成也比较合理，在体内的利用率较高，是植物蛋白质中非常好的蛋白质来源。蛋类含蛋白质11%~14%，是优质蛋白质的重要来源。奶类(牛奶)一般含蛋白质3.0%~3.5%，是婴幼儿蛋白质的最佳来源。肉类包括禽、畜和鱼的肌肉。新鲜肌肉含蛋白质15%~22%，肌肉蛋白质营养价值优于植物蛋白质，是人体蛋白质的重要来源。蛋白质，尤其是动物性蛋白摄入过多，对人体同样有害。首先过多的动物蛋白质的摄入，就必然摄入较多的动物脂肪和胆固醇。其次蛋白质过多本身也会产生有害影响。正常情况下，人体不储存蛋白质，所以必须将过多的蛋白质脱氨分解，氮则由尿排出体外，这加重了代谢负担，而且，这一过程需要大量水分，从而加重了肾脏的负荷，若肾功能本来不好，则危害就更大。过多的动物蛋白摄入，也造成含硫氨基酸摄入过多，这样可加速骨骼中钙质的丢失，易产生骨质疏松。

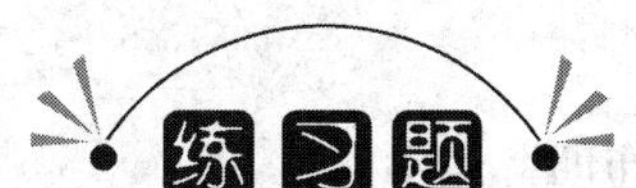

一、名词解释

1. α－氨基酸　　2. 必需氨基酸　　3. 等电点　　4. 蛋白质

二、填空题

1. α－氨基酸的结构通式为________。
2. 各种蛋白质中含氮量比较接近，平均为________。
3. 蛋白质的二级结构的形式有________、________、________和________。
4. 蛋白质按化学组成分类可分为________和________。
5、组成蛋白质的主要元素有________、________、________、________。

三、选择题

1. 测得某蛋白质样品的氮含量为0.4g，此样品约含蛋白质（　　）。
A. 2.50g　　B. 2.00g　　C. 5.00g
D. 3.50g　　E. 6.25g
2. 维持蛋白质一级结构的基本结构键是（　　）。
A. 盐键　　B. 氢键　　C. 疏水键
D. 二硫键　　E. 肽键

3. 血清白蛋白（pI 为4.7），在下列哪种 pH 溶液中带正电荷（　　）
A. pH 等于4.0　　B. pH 等于7.0　　C. pH 等于5.0
D. pH 等于6.0　　E. pH 等于8.0
4. 某些氨基酸在以下哪个波长处有最大的光吸收（　　）。
A. 240nm　　B. 260nm　　C. 280nm
D. 300nm　　E. 320nm
5. 下列氨基酸属于芳香族氨基酸的是（　　）。
A. 甘氨酸、亮氨酸　　B. 色氨酸、组氨酸　　C. 苯丙氨酸、酪氨酸
D. 精氨酸、组氨酸　　E. 亮氨酸、异亮氨酸
6. 亚基是哪种蛋白质结构的基本单位（　　）。
A. 一级结构　　B. 二级结构　　C. 三级结构
D. 四级结构　　E. 五级结构
7. 下列不属于必需氨基酸的是（　　）。
A. 色氨酸　　B. 蛋氨酸　　C. 苏氨酸
D. 亮氨酸　　E. 脯氨酸
8. 蛋白质溶液的稳定因素是（　　）。
A. 蛋白质溶液有分子扩散现象
B. 蛋白质分子表面带有水化膜和同种电荷
C. 蛋白质分子带有电荷
D. 蛋白质溶液黏度大
E. 蛋白质在溶液中有“布朗”运动

四、简答题

1. 使蛋白质变性的因素有哪些？
2. 常用的蛋白质沉淀的方法有哪些？

（师彬彬）

实验一 化学实验基本知识

化学是一门以实验为基础的自然科学，是医学教育重要的基础课程。化学研究的主要手段和方法是化学实验，所以，学习化学离不开实验，必须得掌握化学实验的基本方法及其基本知识。

一、化学实验的目的及要求

（一）实验目的

化学实验是学习化学的重要手段和方法，是化学课程的一个重要组成部分。通过化学实验不仅可以验证、巩固、提高和拓展课堂上所获取的知识，而且可以培养学生独立思考，独立操作、观察记录、分析数据、归纳总结、撰写报告等多方面的能力。同样，通过化学实验不仅可以使学生逐步掌握科学实验的基本方法，形成严谨求实的科学作风，而且可以培养学生开拓创新的精神，树立团体合作意识，为以后的学习和创新打下良好的基础。

（二）实验要求

（1）实验前要认真预习，明确实验目的，理解实验原理，熟悉实验内容，步骤，方法和注意事项，根据已有的理论知识，预计实验结果，书写预习报告。

（2）实验中要自觉遵守实验规则，注意实验安全。做到认真操作，细致观察，深入思考，积极讨论，尊重事实，准确记录，养成良好的实验习惯和严谨的科学作风。

（3）实验后认真总结，完成实验报告。实验报告要做到简明扼要，书写规范，结果真实，结论明确。

二、实验室注意事项及安全常识

（一）实验室注意事项

（1）遵守实验室各项规章制度，尊重指导教师和实验室工作人员。

（2）必须了解危险化学药品存放和使用时的注意事项，意外事故的紧急处理方法。

（3）实验前充分预习，了解所用化学药品的性能及危害。对有可能发生危险的实验，在操作时要带防护面罩或防护眼镜。

（4）实验必须按正确的方法进行，注意安全，保持实验室空气流通、环境整洁和水槽干净。废纸屑、火柴梗等倒入垃圾箱，废液倒入废液缸。

（5）爱护试剂，节约试剂、水和电等。

（6）实验时保持台面、地面清洁，实验完毕整理好实验室，经实验老师检查合格后方可离开。

（7）要熟悉灭火器等安全用具的放置地点和使用方法，掌握一般事故的处理方法。

（二）实验室安全常识

化学药品中，有许多是易燃、易爆、有毒或有腐蚀性的，所以在实验前应该充分了解实验中的使用安全，在实验过程中严格遵守操作规程，避免事故的发生，确保实验正常进行。

（1）使用易燃、易爆的试剂一定要远离火源，操作时严格遵守操作规程。

（2）凡做有毒、有刺激性物质的反应，均应在通风橱内进行。

（3）加热液体的操作要十分小心，不能俯视加热的液体，加热的试管口更不能对着自己或别人，以避免液体溅出，受到伤害。

（4）不允许随意混合各类化学试剂，禁止品尝试剂的味道。

（5）不能直接对着容器口闻气体的味道，可用手扇闻。

（6）浓酸、浓碱具有强的腐蚀性，使用时切勿溅在皮肤或衣服上。

（7）稀释浓硫酸时应将酸慢慢注入水中并不断的搅拌，切勿把水加到浓硫酸里，以免溅出烧伤。

（8）使用酒精灯时，应随用随点，不用时则盖上灯帽，不要用点燃的酒精灯去点燃别的酒精灯，以免酒精溢出引发火灾。

（9）实验结束后必须检查水、电、门窗等是否关闭。实验室内的一切物品不得带离实验室。

（10）实验室内严禁饮食、吸烟、实验完毕应洗净双手后才能离开实验室。

（三）实验室一般性伤害的应急措施

1. 急救用品

化学实验室里应设有急救箱，箱内备有下列药剂和用品。

（1）消毒剂　碘酒、75% 的卫生乙醇棉球等。

（2）外伤药　龙胆紫药水、消炎粉和止血粉。

（3）烫伤药　烫伤油膏、凡士林、玉树油、甘油等。

（4）化学灼伤药　5% 碳酸氢钠溶液、2% 的醋酸、1% 的硼酸、5% 的硫酸铜溶液、医用双氧水、三氯化铁的乙醇溶液及高锰酸钾晶体。

（5）治疗用品　药棉、纱布、创可贴、绷带、胶带、剪刀、镊子等。

2. 各种伤害的应急救护方法

（1）创伤（碎玻璃引起的）　伤口不能用手抚摸，也不能用水冲洗。若伤口里有碎玻璃片，应先用消过毒的镊子取出来，在伤口上擦龙胆紫药水，消毒后用止血粉外敷，再用纱布包扎。伤口较大、流血较多时，可用纱布压住伤口止血，并立即送医务室或医院治疗。

（2）烫伤或灼伤　烫伤后切勿用水冲洗，一般可在伤口处擦烫伤膏或用浓高锰酸钾溶液擦至皮肤变为棕色，再涂上凡士林或烫伤药膏。被磷灼伤后，可用 1% 硝酸银溶液，5% 硫酸银溶液，或高锰酸钾溶液洗涤伤处，然后进行包扎，切勿用水冲洗；被沥青、煤焦油等有机物烫伤后，可用浸透二甲苯的棉花擦洗，再用羊脂涂敷。

（3）受（强）碱腐蚀　先用大量水冲洗，再用2%醋酸溶液或饱和硼酸溶液清洗，然后再用水冲洗。若碱溅入眼内，用硼酸溶液清洗，然后再用水冲洗。

（4）受（强）酸腐蚀　先用干净的毛巾擦拭伤处，用大量水冲洗，然后用饱和碳酸氢钠（$NaHCO_3$）溶液（或稀氨水、肥皂水）冲洗，再用水冲洗，最后涂上甘油。若酸溅入眼中时，先用大量水冲洗，然后用碳酸氢纳溶液冲洗，严重者送医院治疗。

三、化学实验室常用仪器介绍

实验仪器	一般用途	注意事项
试管	1. 盛放少量固体或液体； 2. 在常温或加热时，用作少量物质的反应容器	1. 可直接加热，加热时外壁要擦干，用试管夹夹住或用铁夹固定在铁架台上； 2. 加热固体时，试管口略向下倾斜，固体平铺在试管底部，先使试管均匀受热，在集中加热； 3. 盛取液体时容积不超过其容积的1/3； 4. 加热后不能骤冷，防止炸裂
试管夹	用于夹持试管	1. 夹持试管时，试管夹应从试管底部套入，夹于距试管口2～3cm处； 2. 防止烧损和腐蚀。
玻棒	1. 用于搅拌； 2. 过滤、转移液体时引流 ； 3. 蘸取少量固体或液体	1. 搅拌时不要太用力，以免搅破； 2. 搅拌不要碰撞容器壁
烧杯	1. 配制溶液； 2. 可用作较多量涉及液体物质的反应容器	1. 加热时放置在石棉网上，使受热均匀； 2. 加热液体时，液体量不超过容积的1/2； 3. 溶解时要用玻璃棒搅拌
烧瓶	1. 用于较多液体参加的反应容器； 2. 装配气体发生装置	1. 平底烧瓶一般不作加热仪器； 2. 圆底烧瓶加热时要垫石棉网，并固定在铁架台上，防止骤冷
集气瓶	1. 收集或贮存少量气体； 2. 进行有关气体的化学反应	1. 不能用于加热，如果物质与气体是放热反应，集气瓶内应放点水或铺一层砂。
表面皿	用于覆盖烧杯、漏斗等器皿	1. 不能用火直接加热； 2. 不能作蒸发皿用； 3. 直径要略大于所盖容器

续表

实验仪器	一般用途	注意事项
蒸发皿	用于蒸发溶剂，浓缩溶液	1. 加热后不能骤冷，防止破裂； 2. 蒸发溶液时不能超过容积的 2/3，加热过程中要不断用玻棒搅拌； 3. 在蒸发、结晶过程中不可完全蒸干
酒精灯	用于加热	1. 不能在燃着酒精灯时添加酒精，酒精量不超其容积的 2/3，也不能过少； 2. 严禁用燃着的酒精灯去点燃另一支酒精灯，用酒精灯的外焰加热物质； 3. 熄灭时用灯帽盖灭； 4. 不用时盖好灯帽，以免酒精挥发
石棉网	使容器受热均匀	1. 根据需要选用适当大小的石棉网； 2. 不能与水接触
胶头滴管	胶头滴管用于吸取或滴加少量液体	1. 滴加试剂时，管口应垂直向下，不能接触容器壁； 2. 胶头滴管用过后应立即洗净
滴瓶	滴瓶用于盛放液体药品	1. 滴管与滴瓶配套使用； 2. 不可长时间盛放酸和腐蚀橡胶制品的液体； 3. 滴管不可倒放、横放，以免试剂腐蚀滴管； 4. 滴液时，滴管不能放入容器内，以免污染滴管，损伤容器
药匙	用于取固体试剂	药匙用毕，需洗净干燥后再使用
研钵	用于研磨固体物质，使之成为粉末状	1. 不能加热，锤击或用力过猛； 2. 固体物质的量不宜超过研钵容积的 1/3； 3. 不能将易爆物质混合研磨
量筒	用于粗略量取一定体积的液体	1. 根据所需选用不同容量的量筒； 2. 不能加热，不能用作反应容器

续表

实验仪器	一般用途	注意事项
吸量管	用于准确量取一定体积的液体	1. 吸量管使用后，应洗净放在吸量管架上 2. 吸量管在使用时应与溶液一一对应，以免污染
容量瓶	用于准确配制一定浓度的溶液	1. 用前检查是否漏水，要在所标温度下使用 2. 加液体时用玻棒引流，定容时凹液面与刻度线相切，不可直接溶解溶质 3. 不能长期存放溶液，不能加热或配制热溶液
试剂瓶	广口瓶用于盛放固体药品细口瓶用于盛放液体	1. 见光分解需避光保存的一般使用棕色瓶 2. 盛放强碱固体和液体时，应用橡胶塞或软木塞 3. 试剂瓶不能用于配制溶液，也不能用作反应容器 4. 不能加热，瓶塞不能互换
点滴板	做沉淀或显色点滴实验时用	1. 带色反应适用于在白色点滴板上进行 2. 白色或浅色沉淀反应适用于在黑色点滴板上进行 3. 试剂常用量为 2 ~ 3 滴
铁夹 铁圈 铁架台	1. 固定和支持各种仪器 2. 铁架台上铁圈放置漏斗进行过滤	1. 先要调节好铁圈、铁夹的距离和高度 2. 用铁夹夹持容器时不宜太紧

（魏剑平）

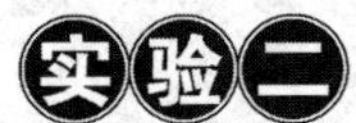 溶液的配制和稀释

【实验目标】

（1）学会托盘天平、量筒、容量瓶、移液管等仪器的使用方法。

（2）学会物质的量浓度、质量浓度溶液的配制。

（3）学会溶液的稀释。

【实验用品】

1. 仪器 托盘天平、烧杯、玻棒、量筒或量杯、滴管、容量瓶。

2. 试剂 氯化钠（固体）、氢氧化钠（固体）、乙醇（$\varphi_B=0.95$）

【实验内容和步骤】

一、溶液的配制

1. 配制 0.154mol/L 的生理盐水（NaCl 溶液）100ml

（1）计算 计算配制 0.154mol/L 的 NaCl 溶液 100ml 需要 NaCl 的质量。

（2）称量 根据计算结果在托盘天平上准确称取固体 NaCl 的质量，置于干净的 100ml 烧杯中。

（3）溶解 在烧杯中加入约 30ml 纯化水，用玻棒搅拌，使固体 NaCl 全部溶解、静置。

（4）转移 将烧杯中的溶液通过玻棒转移到 100ml 容量瓶中，用少许纯化水洗涤玻棒和烧杯 2～3 次，将洗涤液也转移到容量瓶中。

（5）定容 向容量瓶中加入纯化水至容量瓶体积的 3/4 时，轻轻平摇容量瓶几次，继续加入纯化水至刻度下 1cm 左右，改用胶头滴管逐滴加入，使溶液的凹液面最低点恰好与刻度线相切（平视）。

（6）摇匀 盖好容量瓶瓶塞，反复颠倒容量瓶 10～20 次，使溶液混匀。

（7）回收 将配制好的 NaCl 溶液倒入指定的回收瓶中。

2. 配制质量浓度为 10g/L 的 NaOH 溶液 100ml

（1）计算 计算配制质量浓度为 10g/L NaOH 溶液 100ml 需要固体 NaOH 的质量。

（2）称量 根据计算结果在托盘天平上准确称量固体 NaOH 的质量，置于干净的 100ml 烧杯中。

（3）溶解 在烧杯中加入约 50ml 纯化水，用玻棒搅拌，使固体 NaOH 全部溶解，冷却至室温。

（4）转移 将烧杯中的溶液转移到 100ml 量筒（或量杯）中，用少许纯化水洗涤烧杯 2～3 次，将洗涤液也转移到量筒中。

（5）定容 向量筒中慢慢加入纯化水至 100ml 刻度下 1cm 左右，改用胶头滴管逐滴加入，使溶液的凹液面最低点恰好与刻度线相切（平视）。

（6）混匀 用玻棒搅拌均匀。

（7）回收 将配制好的 NaOH 溶液倒入指定的回收瓶中。

二、溶液的稀释

用体积分数为 0.95 的药用乙醇配制体积分数为 0.75 的消毒乙醇 100ml。

（1）计算 计算配制 100ml 消毒乙醇（$\varphi_B=0.75$），所需药用乙醇（$\varphi_B=0.95$）的体积。

（2）量取 根据计算结果，用 100ml 的筒量（干净、干燥）量取所需的药用乙醇（$\varphi_B=0.95$）的体积。

（3）定容　向量筒中加入纯化水至100ml刻度下1cm左右，改用胶头滴管逐滴加入，使溶液的凹液面最低点恰好与刻度线相切（平视）。

（4）混匀　用玻璃棒搅拌均匀。

（5）回收　将配制好的酒精溶液倒入指定的回收瓶中。

【实验注意事项】

（1）用托盘天平称量固体NaCl、NaOH等试剂时，不能将试剂直接放在天平盘上，应将试剂放在玻璃纸或表面皿上称量。

（2）配制过程中，对溶解比较慢、热效应较大的试剂应先在烧杯中溶解，不能直接在量筒或容量瓶中溶解。

【问题与讨论】

（1）配制NaOH溶液时，为何要将称取的NaOH置于烧杯中加纯化水溶解、冷却至室温后才能转移到量筒中？

（2）将烧杯中的溶液倒入量筒后，为何要将烧杯洗涤2～3次，并将洗涤液也倒入烧杯中？

（3）怎样操作容量瓶的定容、摇匀？

（谢美红）

实验三　电解质溶液

【实验目的】

（1）加深对强电解质和弱电解质概念理解，并学会用实验操作方法区分强、弱电解质。

（2）进行弱电解质电离平衡、盐的水解和缓冲作用的实验操作。

（3）熟练使用广泛pH试纸测定溶液的酸碱性。

（4）培养细致、严谨的学习态度和团结合作的精神。

【实验用品】

1. 仪器　试管、试管架、白色点滴板、10ml量筒、滴管、小烧杯。

2. 试剂　1mol／L的HCl、CH_3COOH、CH_3COONa、$NH_3 \cdot H_2O$、NaOH；0.5mol/L的NaCl、Na_2CO_3、$ZnSO_4$；锌粒、氯化铵晶体、酚酞试液、广泛pH试纸。

【实验内容和步骤】

一、强电解质和弱电解质

1. 强弱电解质的比较

（1）在白色点滴板凹穴内分别滴入3滴1mol／L的HCl溶液和1mol／L的CH_3COOH溶液，用pH试纸测定其pH分别为________和________。

（2）在两支试管中分别加入1小粒锌粒，然后分别加入1mol／L的HCl和1mol／L的CH_3COOH溶液各2ml，观察到的现象____________________。

2. 弱电解质电离平衡移动 取4支试管，各加入1mol/L的氨水2 ml和酚酞试液1滴，再按下表加试剂，观察现象。

试管号	加入试剂	现象	解释原因
1	1mol/L的HCl 1滴		
2	1mol/L的NaOH 1滴		
3	氯化铵晶体少许		
4	对照试管		

二、盐的水解

在白色点滴板凹穴内分别滴入0.5mol/L的NaCl、Na_2CO_3、$ZnSO_4$溶液各3滴，用pH试纸测定它们的近似pH，记入下表。

溶液名称	近似pH	溶液的酸碱性	解释原因
0.5 mol/L的NaCl	pH =		
0.5mol/L的Na_2CO_3	pH =		
0.5mol/L的$ZnSO_4$	pH =		

三、缓冲溶液的配制和性质

（1）取4支试管编号，按下表数据在试管中分别加入蒸馏水、1mol/L的CH_3COOH和1mol/L的CH_3COONa溶液，然后用pH试纸测定4支试管内溶液的pH，记入下表。

（2）在1、3试管中各滴加1滴1mol/L的HCl溶液，在2、4试管中各滴加1滴1mol/L的NaOH溶液，振荡后分别测4支试管内溶液pH，记入下表。

（3）比较加少量酸或碱后溶液pH的变化情况，记入下表。

试管编号	加入试剂的量	pH	加酸或碱后pH	加酸或碱前后pH变化
1	CH_3COOH 1ml CH_3COONa 1ml 蒸馏水2ml	pH =	加1滴HCl后pH =	
2	CH_3COOH 1ml CH_3COONa 1ml 蒸馏水2ml	pH =	加1滴NaOH后pH =	
3	蒸馏水4ml	pH =	加1滴HCl后pH =	
4	蒸馏水4ml	pH =	加1滴NaOH后pH =	

【实验注意事项】

（1）本次实验试剂较多，应注意试剂瓶内的滴管不可“张冠李戴”，以免污染试剂。

（2）点滴板每次使用后应冲洗干净再用。

（3）本实验用的 pH 试纸较多，切不可把 pH 试纸直接插入试剂瓶中，用后也不可抛入水槽中，以防下水道堵塞。

【问题与讨论】

（1）HCl - NaCl 能否组成缓冲对？为什么？

（2）设计一个实验方案，用最简便的方法鉴别 NaCl、NH_4Cl 和 Na_2CO_3。

（江秋志）

※实验四　糖类的性质

【实验目标】

（1）能熟练应用托伦试剂、斐林试剂、班氏试剂对还原性糖的检验。

（2）会进行蔗糖、淀粉水解的实验操作。

（3）能进行淀粉性质的实验操作。

（4）会进行糖类物质的颜色反应。

【实验用品】

1. 仪器　试管夹、试管、试管架、白瓷点滴板、玻棒、酒精灯、石棉网、铁三角架、烧杯、水浴箱。

2. 试剂　0.1mol/L $AgNO_3$ 溶液、2mol/L 氨水、0.3mol/L 葡萄糖溶液、0.3mol/L 果糖、20g/L 淀粉溶液、斐林试剂 A、斐林试剂 B、班氏试剂、碘试剂、0.3mol/L 蔗糖溶液、0.3mol/L 麦芽糖、2mol/LNaOH 溶液、浓硫酸、红色石蕊试纸。

【实验内容和步骤】

一、还原性糖的检验

1. 银镜反应　取洁净的大试管 1 支，加入 0.1mol/L $AgNO_3$ 溶液 5ml，2mol/LNaOH 溶液 1 滴，此时有沉淀生成。在不断振摇下逐滴加入 2mol/L 氨水，边加边振荡，直到生成的沉淀刚好溶解为止，即得托伦试剂。

将制得的托伦试剂分装在 5 支试管中，再分别加入 0.3mol/L 葡萄糖溶液、0.3mol/L 果糖、0.3mol/L 蔗糖溶液、0.3mol/L 麦芽糖、20g/L 淀粉溶液各 1ml，混匀，置于 60℃ 水浴中加热数分钟，观察现象并解释。

2. 与斐林试剂反应　取斐林试剂 A、斐林试剂 B 各 5ml 混合均匀后分装在 5 支试管中，编号，放在 60℃ 水浴中微热，再分别加入 0.3mol/L 葡萄糖溶液、0.3mol/L 果糖、0.3mol/L 蔗糖溶液、0.3mol/L 麦芽糖、20g/L 淀粉溶液各 1ml，放在水浴中加热约 5min，观察发生的现象并解释。

3. 与班氏试剂的反应 取洁净的试管5支，各加入班氏试剂2ml，再分别加入0.3mol/L葡萄糖溶液、0.3mol/L果糖、0.3mol/L蔗糖溶液、0.3mol/L麦芽糖、20g/L淀粉溶液各10滴，混匀，沸水浴中加热2~3min，观察现象并解释。

二、蔗糖的水解

（1）取洁净的试管1支，加入0.3mol/L蔗糖溶液1ml，班氏试剂2ml，混匀，沸水浴中加热2min，观察现象并解释。

（2）另取洁净试管1支，加入0.3mol/L蔗糖溶液1ml，浓硫酸2滴，混匀，沸水浴中加热5min，冷却，滴入2mol/L NaOH溶液至红色石蕊试纸变蓝，加班氏试剂1ml，沸水浴中加热2min，观察现象并解释。

三、淀粉和碘试液的显色反应

取洁净试管1支，加入20g/L淀粉溶液10滴，滴入碘试液1滴，观察现象并解释。

四、淀粉水解

（1）取洁净试管1支，加入20g/L淀粉溶液和班氏试剂各1ml，沸水浴中加热2min，观察现象并解释。

（2）取洁净试管1支，加入20g/L淀粉溶液2ml，滴入浓硫酸4滴，混匀，热水浴中加热6min后，每隔2min用玻棒取出1滴在点滴板上，用碘试剂检验水解进行的程度，直至溶液呈黄色，再加热2min。冷却，滴加2mol/L NaOH溶液至红色石蕊试纸变蓝。

取上述水解液2ml，加班氏试剂1ml，沸水浴中加热，观察现象并解释。

五、莫立许反应

取洁净的试管5支，编号。分别加入2ml 0.3mol/L葡萄糖溶液、0.3mol/L果糖、0.3mol/L蔗糖溶液、0.3mol/L麦芽糖、20g/L淀粉溶液，再各加入2滴莫立许试剂，摇匀。把试管倾斜成45°角，沿试管壁慢慢加入浓硫酸1ml（不要振摇，此时浓硫酸沉到试管底部），使浓硫酸和糖溶液之间有明显的分层，观察两层之间有无颜色的变化？若数分钟仍无颜色变化，可在水浴上温热，再观察。

六、塞利凡诺夫反应

取5支试管，编号。各加入塞利凡诺夫试剂1ml，再加入0.3mol/L葡萄糖溶液、0.3mol/L果糖、0.3mol/L蔗糖溶液、0.3mol/L麦芽糖、20g/L淀粉溶液各5滴，摇匀，在沸水浴中加热2min，观察并解释发生的变化。

【实验注意事项】

（1）配制托伦试剂时，NaOH不要过量，免得生成沉淀过多。

（2）做银镜反应的试管必须刷干净，如果试管内壁不干净，反应生成的单质银不能很好的附着在试管壁上。反应完毕，先用几滴稀硝酸把银镜清洗掉，再洗刷试管。

（3）莫立许反应加入浓硫酸后，一定不能振摇试管，要使浓硫酸和糖溶液之间有明显的界面。

【问题与讨论】

（1）如何鉴别葡萄糖、蔗糖、淀粉？

（2）能使班氏试剂还原的物质是否可以肯定一定是还原性糖？为什么？

（3）临床上一般用什么试剂检查患者尿液中是否含有葡萄糖？为什么？

（邱承晓）

※实验五　蛋白质的性质

【实验目标】

加深理解所学有关蛋白质性质的理论知识。

【实验用品】

1∶10 的鸡清蛋白溶液、10% 的氢氧化钠溶液、茚三酮试剂、1% 硫酸铜溶液、饱和的硫酸铜、碱性醋酸铅、3% 硝酸银、5% 的醋酸、饱和的苦味酸和饱和的鞣酸溶液。

【实验内容和步骤】

一、蛋白质的呈色反应

1. 双缩脲反应　取小试管 1 支，加入 1～2ml 清蛋白溶液和 1～2ml 10% 的氢氧化钠溶液，再加几滴 1% 硫酸铜溶液共热，观察紫红色物质的生成。

2. 茚三酮反应　取小试管一支，加入 1～2ml 清蛋白溶液，再滴入茚三酮试剂 2～3 滴，在沸水浴中加热 1～2min 观察蓝紫色物质的生成。

二、蛋白质的沉淀反应

1. 重金属盐的沉淀反应　取 3 支试管，标明号码，各加入 1ml 清蛋白溶液，再分别加入饱和的硫酸铜、碱性醋酸铅、3% 硝酸银 2～3 滴，观察沉淀的析出。

2. 与生物碱试剂的沉淀反应　取两支试管，各加 1ml 蛋白质溶液，并滴加 5% 的醋酸使之呈酸性（这个反应最好在弱酸溶液中进行）。然后分别滴加饱和的苦味酸和饱和的鞣酸溶液，直至沉淀发生为止。

【实验注意事项】

（1）重金属在浓度很小时就能沉淀蛋白质，与蛋白质形成不溶于水的类似盐的化合物。

（2）茚三酮试剂的配制　溶解 0.1g 茚三酮于 50ml 水中即得。配制后应在两天内用完。放置过久，易变质失灵。

（3）双缩脲反应中，操作过程中应防止加入过多的铜盐。否则，生成过多的氢氧化铜，有碍紫色的观察。

【问题与讨论】

（1）鸡蛋清为何可作为铅、汞中毒的解毒剂？

（2）能否用茚三酮反应鉴定蛋白质的存在？

（师彬彬）

附 录

一、 SI 基本单位

物理量	单位名称		符号
	中	英	
长度	米	meter	m
质量	千克	kilogram	kg
时间	秒	second	s
温度	开［尔文］	kelvin	K
物质的量	摩［尔］	mole	mol
电流强度	安［培］	ampere	A
发光强度	坎［德拉］	candela	cd

二、 基本单位及其换算

量的名称	量的符号	单位名称	单位符号	与基本单位的换算关系
长度	l, L	米	m	SI 基本单位
		厘米	cm	百分之一米　$1cm = 10^{-2}m$
		毫米	mm	千分之一米　$1mm = 10^{-3}m$
		微米	μm	百万分之一米　$1\mu m = 10^{-6}m$
		纳米	nm	十亿分之一米　$1nm = 10^{-9}m$
质量	m	千克	kg	SI 基本单位
		克	g	千分之一千克　$1g = 10^{-3}kg$
		毫克	mg	百万分之一千克　$1mg = 10^{-6}kg$
时间	t	秒	s	SI 基本单位
		分	min	1min = 60s
		小时	h	1h = 60min
摄氏温度	t	摄氏度	℃	
体积	V	升	L（l）	$1L = 10^{-3}m^3$
		毫升	ml	$1ml = 10^{-3}$ L

续表

量的名称	量的符号	单位名称	单位符号	与基本单位的换算关系
物质的量	n	摩尔	mol	SI 基本单位
物质的量浓度	C_B	摩尔每升	$mol \cdot L^{-1}$ (mol/L)	
摩尔质量	M	克每摩尔	$g \cdot mol^{-1}$ (g/mol)	
摩尔体积	V_m	升每摩尔	$L \cdot mol^{-1}$ (L/mol)	
密度	ρ	克每立方厘米	$g \cdot cm^{-3}$ (g/cm^3)	
		千克每立方厘米	$kg \cdot cm^{-3}$ ($1g/cm^2$)	
		千克每升	$kg \cdot L^{-1}$ (kg/L)	
能量	E(w)	焦耳	J	SI 导出单位
		千焦	kJ	
压强	P	帕斯卡	Pa	SI 导出单位
		千帕	kPa	
质量浓度	ρ_B	克每升	$g \cdot L^{-1}$ (g/L)	
体积分数	φ_B			
质量分数	ω_B			

三、酸、碱和盐的溶解度表（293.15K）

阳离子	阴离子								
	OH^-	NO_3^-	Cl^-	SO_4^{2-}	S^{2-}	SO_3^{2-}	CO_3^{2-}	SiO_3^{2-}	PO_4^{3-}
H^+	—	溶、挥	溶、挥	溶	溶、挥	溶、挥	溶、挥	微	溶
NH_4^+	溶、挥	溶	溶	溶	溶	溶	溶	溶	溶
K^+	溶	溶	溶	溶	溶	溶	溶	溶	溶
Na^+	溶	溶	溶	溶	溶	溶	溶	溶	溶
Ba^{2+}	溶	溶	溶	不	—	不	不	不	不
Ca^{2+}	微	溶	微	微	—	不	不	不	不
Mg^{2+}	不	溶	溶	溶	—	微	微	不	不
Al^{3+}	不	溶	溶	溶	—	—	—	不	不
Mn^{2+}	不	溶	溶	溶	不	不	不	不	不
Zn^{2+}	不	溶	溶	溶	不	不	不	不	不
Cr^{3+}	不	溶	溶	溶	—	—	—	不	不
Fe^{2+}	不	溶	溶	溶	不	不	不	不	不
Fe^{3+}	不	溶	溶	溶	—	—	不	不	不

续表

阳离子	阴离子								
	OH^-	NO_3^-	Cl^-	SO_4^{2-}	S^{2-}	SO_3^{2-}	CO_3^{2-}	SiO_3^{2-}	PO_4^{3-}
Sn^{2+}	不	溶	溶	溶	不	—	—	—	不
Pb^{2+}	不	溶	微	不	不	不	不	不	不
Cu^{2+}	不	溶	溶	溶	不	不	不	不	不
Bi^{3+}	不	溶	—	溶	不	不	不	—	不
Hg^+	—	溶	不	微	不	不	不	—	不
Hg^{2+}	—	溶	溶	溶	不	不	不	—	不
Ag^+	—	溶	不	微	不	不	不	不	不

（李世杰）

教学大纲

一、课程性质与任务

《医护化学》是中等卫生职业学校护理、涉外护理、助产、口腔工艺技术、医学影像技术等专业的一门文化基础课程。本课程的主要内容包括无机化学基础知识、有机化学基础知识和化学实验基本技能。本课程的任务是使学生在初中化学的基础上，进一步学习和加深医学课程所必需的化学基础知识、基本理论和基本实验技能，提高学生的科学文化素养，了解化学知识在医学上的应用，培养学生运用化学知识分析问题和解决问题的能力，并为培养学生的职业能力和适应继续学习的需要奠定必要的基础。

二、课程教学目标

【知识教学目标】

1. 了解医护化学课程的任务，理解化学和医学的关系。
2. 理解并掌握化学基本概念和基本理论，了解化学知识在医学上的应用。
3. 了解化合物的通性，理解化合物的性质。
4. 掌握有关物质的量和溶液的有关计算。

【能力培养目标】

1. 初步掌握医护化学实验基本技能和操作方法，培养学生科学探究精神和实践能力。
2. 在掌握医护化学基本概念和基本理论的基础上，培养学生运用化学知识分析和解决实际问题的能力，严谨求实的科学态度和作风。
3. 培养学生继续学习的能力。

【素质教育目标】

1. 初步具备用辩证思维的观点来认识和理解与化学有关的各种现象。
2. 培养学生具有科学严谨、认真细致、实事求是的学风和协作精神。

三、教学内容和要求

本课程的教学内容分为基础模块和专业选修模块两个部分（其中带※号的为选修模块）。基础模块是本课程的必修内容，专业选修模块是根据专业特点和学生知识水平的选学内容。

第一单元　绪　论

【知识教学目标】

1. 了解化学研究的对象，以及化学与人类进步和社会发展的关系。
2. 理解化学与医学的关系。

【能力培养目标】

1. 激发学生对化学的好奇心和探究的欲望。
2. 掌握医护化学的学习方法。

【教学内容】

1. 化学研究的对象。
2. 化学发展史。
3. 化学和医学的关系。
4. 学习要求与方法。

实验一：化学实验基本知识

※第二单元　卤　素

【知识教学目标】

1. 掌握氯气及其重要化合物的主要性质。
2. 理解卤族元素性质的递变规律与其原子结构的关系。
3. 了解 Cl^-、Br^-、I^- 离子的检验。
4. 了解常见金属卤化物在医学上的应用。

【能力培养目标】

1. 通过对卤素结构、性质的对比，培养学生比较、分析、归纳和解决问题的能力。
2. 培养学生观察生活、理论联系实际和知识迁移的能力。

【教学内容】

一、氯气

1. 氯气的物理性质。
2. 氯气的化学性质及用途。

二、卤素元素和金属卤化物

1. 卤素的原子结构及其单质的物理性质。
2. 卤素单质的化学性质。
3. 卤离子的检验。
4. 金属卤化物。

第三单元　物质结构和元素周期律

【知识教学目标】

1. 了解原子的组成。
2. 理解原子核外电子排布规律。
3. 掌握原子结构与元素性质的关系。
4. 理解元素周期律，并了解元素周期表的结构。
5. 掌握同周期、同主族元素性质的递变规律。
6. 理解离子键和共价键的概念。
7. 理解配位键的概念和形成条件。
8. 了解极性键和非极性键、极性分子和非极性分子。
9. 了解分子间作用力和氢键及其对物质性质的影响。

【能力教学目标】

1. 掌握原子结构示意图和电子式的写法。
2. 掌握根据原子结构来判断元素的一般性质。
3. 会分析分子间作用力和氢键对物质性质的影响。

【教学内容】

一、原子的结构

1. 原子的组成。
2. 原子核外电子的排布。
3. 原子结构与元素性质的关系。

二、元素周期律和元素周期表

1. 元素周期律。
2. 元素周期表。

三、化学键

1. 化学键及其类型。

※2. 分子的极性。

※3. 分子间作用力和氢键。

第四单元　溶　液

【知识教学目标】

1. 掌握物质的量、摩尔质量的定义、单位及有关计算。
2. 掌握溶液浓度的表示方法、溶液浓度的换算及有关计算。
3. 理解渗透现象、渗透现象产生的条件及渗透压的概念。
4. 了解渗透压与浓度、温度的关系及渗透压在医学上的意义。

【能力培养目标】

1. 熟练掌握溶液的配制、稀释等基本步骤及操作技能。

2. 培养学生动手操作能力。

【教学内容】

一、物质的量

1. 物质的量及其单位。
2. 摩尔质量。
3. 有关物质的量的计算。

二、溶液的浓度

1. 溶液浓度的表示方法。
2. 溶液浓度的换算。
3. 溶液的配制和稀释。

三、溶液的渗透压

1. 渗透现象和渗透压。
2. 渗透压与浓度的关系。
3. 渗透压在医学上的意义。

实验二：溶液的配制和稀释

第五单元　电解质溶液

【知识教学目标】

1. 学会区分强、弱电解质，理解弱电解质的电离平衡。
2. 知道溶液的酸碱性和 pH 的关系，了解水的电离。
3. 知道盐的水解概念及盐水解类型。
4. 掌握缓冲溶液的组成，了解其在医学上的应用。
5. 学会广泛 pH 试纸的使用及缓冲溶液的配制。

【能力培养目标】

1. 培养学生用辩证的观点分析问题，解决问题的能力。
2. 培养学生理论联系实际，并能用化学理论解释一些医学知识的能力。
3. 培养学生细致、严谨和科学的学习态度。

【教学内容】

一、弱电解质的电离平衡

1. 强电解质和弱电解质。
2. 弱电解质的电离平衡。

二、溶液的酸碱性

1. 水的电离。
2. 溶液的酸碱性和 pH。

※三、盐的水解

1. 盐的水解。
2. 盐水解的主要类型。

四、缓冲溶液

1. 缓冲作用和缓冲溶液。

2. 缓冲溶液的组成。

3. 缓冲溶液在医学上的意义。

实验三：电解质溶液

第六单元　有机化合物概述

【知识教学目标】

1. 了解有机化合物的概念及分类方法。

2. 理解官能团的概念、有机化合物的结构特点。

3. 掌握有机化合物的特性。

【能力培养目标】

1. 通过有机物分类方法的学习，体会科学分类法在认识事物和科学研究中的作用。

2. 通过研究有机物的结构与性质，培养学生透过现象认识本质的科学态度。

3. 通过介绍有机化合物在生活中的广泛应用实例，让学生初步感受有机化学的奥妙。

【教学内容】

一、有机化合物及其特性

1. 有机化合物的概念。

2. 有机化合物的结构。

3. 有机化合物的特性。

二、有机化合物的分类

1. 按碳链分类；

2. 按官能团分类。

第七单元　烃

【知识教学目标】

1. 了解烷烃的概念、分类与应用，常见的烃的性质及脂环烃的结构和命名。

2. 熟悉烃类化合物在医学上的应用。

3. 理解烷烃、烯烃、炔烃和芳香烃的结构特点。

4. 掌握烷烃、烯烃、炔烃、芳香烃的系统命名方法。

【能力培养目标】

1. 培养学生的空间想象能力，观察能力和知识迁移能力。

2. 树立学生的学习成就感。

3. 激发学生兴趣，培养严谨求实的科学态度及理论联系实际的优良品质。

【教学内容】

一、烃的概念、分类及应用

二、饱和链烃

1. 烷烃的结构。
2. 烷烃的命名。
3. 烷烃的性质。

※三、不饱和链烃

1. 烯烃的结构和命名。
2. 炔烃的结构和命名。
3. 不饱和链烃的性质。

※四、闭链烃

1. 芳香烃的结构和命名。
2. 脂环烃的结构和命名。

第八单元 醇、酚和醚

【知识教学目标】

1. 掌握醇的主要化学性质及乙醚在医药上的应用。
2. 理解醇、酚、醚的结构和命名。
3. 了解常见的醇、酚。

【能力教学目标】

1. 初步培养学生科学探究精神和实践能力。

2. 在掌握醇、酚和醚基本概念和基本理论的基础上，培养学生分析和解决实际问题的能力，严谨求实的科学态度和作风。

3. 培养学生继续学习的能力和创新精神。

【教学内容】

一、醇

1. 醇的结构和命名。
2. 醇的性质。
3. 常见的醇。

二、酚

1. 酚的结构和命名。
2. 常见的酚。

三、醚

1. 醚的结构和命名。
2. 乙醚。

第九单元 醛、酮和羧酸

【知识教学目标】

1. 掌握醛、酮、羧酸的定义、分类及命名方法。
2. 掌握醛、酮、羧酸的分子通式、官能团的结构式。
3. 了解羧酸的主要化学性质。
4. 了解常见的醛、酮、羧酸在医学上的应用及其危害。

【能力培养目标】

1. 具有较强的比较、归纳和总结的能力。
2. 具有一定的搜集和处理信息的能力。
3. 具有一定的交流、合作的能力。

【教学内容】

一、醛和酮

1. 醛、酮的结构、分类和命名。
2. 常见的醛和酮。

二、羧酸

1. 羧酸的结构、分类和命名。
2. 羧酸的性质。
3. 常见的羧酸。

第十单元 酯和油脂

【知识教学目标】

1. 理解酯的结构和命名、油脂的组成和结构。
2. 了解酯和油脂的性质。
3. 了解常见的酯。

【能力培养目标】

1. 巩固酯、油脂的性质和皂化反应的知识。
2. 培养学生认真、细致、严谨的工作态度。

【教学内容】

一、酯

1. 酯的结构和命名。
2. 酯的性质。

二、油脂

1. 油脂的组成和结构。
2. 油脂的性质。
3. 常见的酯。

※第十一单元　糖类

【知识教学目标】

1. 能够说出糖的定义及常见的单糖、双糖、多糖在生活及医药上的应用。
2. 掌握单糖的主要化学性质。

【能力培养目标】

1. 学会单糖的鉴别方法。
2. 初步学会常见单糖、双糖和多糖的鉴别。

【教学内容】

一、单糖

1. 常见的单糖；
2. 单糖的主要化学性质。

二、双糖和多糖

1. 常见的双糖。
2. 常见的多糖。

实验四：糖类的性质

※第十二单元　氨基酸和蛋白质

【知识教学目标】

1. 理解氨基酸的概念、结构、分类和命名。
2. 了解氨基酸的主要化学性质。
3. 理解蛋白质组成、分类、基本结构。
4. 了解蛋白质的主要化学性质。

【能力培养目标】

1. 初步学会并掌握蛋白质的颜色反应和变性实验。
2. 掌握蛋白质的鉴别方法。

【教学内容】

一、氨基酸

1. 氨基酸的概念、结构、分类和命名。
2. 氨基酸的主要化学性质。

二、蛋白质

1. 蛋白质的组成。
2. 蛋白质的分类。
3. 蛋白质的结构。
4. 蛋白质的性质。

实验五：蛋白质的性质

四、教学学时分配

基础模块

教学内容	学时		
	理论	实验	合　计
绪论	1	2	3
物质结构和元素周期律	5	0	5
溶液	8	2	10
电解质溶液	6	2	8
有机化合物概述	2	0	2
烃的概念与分类、饱和链烃	2	0	2
醇、酚和醚	2	0	2
醛、酮和羧酸	2	0	2
酯和油脂	2	0	2
合　　计	30	6	36

※选修模块

教学内容	学时		
	理论	实验	合　计
卤素	4	0	4
分子的极性与分子间作用力和氢键	2	0	2
盐的水解	2	0	2
不饱和链烃、闭链烃	2	0	2
糖类	2	2	4
氨基酸和蛋白质	2	2	4
合　　计	14	4	18

五、说明

（一）适用对象与参考学时

本课程主要供3年制普通护理、涉外护理、助产、口腔工艺技术等专业教学使用，总学时为54学时，其中基础模块教学36学时，选修模块教学18学时。选修模块根据专业特点，在教学时，教师酌情选用。

（二）教学要求

本大纲对理论部分教学要求分为掌握、理解、了解三个层次；对实践技能要求分为初步学会、学会两个层次。

（三）教学建议

1. 课堂理论教学应注意理论联系实际，积极采用多媒体教学手段和兴趣教育及层次教学的方法，组织学生开展必要的讨论，以启迪学生思维，加深对教学内容的理解和掌握。

2. 实践教学应充分调动学生学习的主动性、积极性，培养学生观察、分析问题的能力及学生的动手能力，体现出做学一体化的现代实践教学方法。

3. 学生的知识水平和能力水平，应通过平时测验提问、讨论、作业、实践操作和考试等多种形式综合考评。随章节配套习题和考试题要紧密联系医护专业，紧扣大纲，切实考查学生的实际能力。

4. 练习题形式：名词解释、填空题、选择题、简答题、计算题。使客观题与主观题有机结合，全面提高学生的综合能力。

（郑明金）

参考答案

第二单元　卤素

一、选择题

1. D　2. C　3. C　4. A　5. A　6. B　7. C　8. A　9. B　10. D

11. C　12. C　13. B　14. C

二、填空题

1. F　Cl　Br　I，7，活泼的非金属元素

2. （1）I　Br　Cl　F

（2）HF　HCl　HB　HI

（3）I_2　Br_2　Cl_2　F_2

第三单元　物质结构和元素周期律

二、填空题

1. 减少、减弱、增强、减弱、增强

2. 增大、增强、减弱、增强、减弱、序数、8

3. 氮、氧、硫

4. （1）最外层电子数、电子层数、电子层数、最外层电子数、8、氖、氩、稳定

（2）镁

5. 钠、氧、硫、氮、氢

6. （1）NaI、$CaCl_2$、Na_2O

（2）Cl_2、H_2S、CO_2、N_2、CCl_4、NH_3、HBr

（3）CO_2、CCl_4

（4）Cl_2、N_2

三、选择题

1. D　2. A　3. D　4. C　5. C　6. B　7. A　8. D　9. C　10. D　11. E　12. D　13. C

14. B　15. B

第四单元　溶液

二、填空题

1. 计算、称量、溶解、转移、定容、混匀、保存

2. 计算、量取、定容、混匀、保存

3. 溶质、溶液

4. 溶质
5. 有半透膜存在、半透膜两侧溶液的渗透浓度（毫渗量）不同
6. 720 ~ 800kPa、280 ~ 320mmol/L。

三、选择题

1. D　2. B　3. D　4. B　5. B　6. D　7. B　8. A　9. D

五、计算题

1. 4. 5g　　2. 1184. 2ml　　3. 0. 278mol/L

第五单元　电解质溶液

二、填空题

1. 电离程度，强电解质，弱电解质，弱电解质，醋酸和氨水
2. 左，右，左
3. 7. 35 ~ 7. 45、血液的 pH < 7. 35、血液的 pH > 7. 45；碳酸氢钠（或乳酸钠），氯化铵
4. 5，酸；10^{-11}mol / L，碱
5. 碳酸 /碳酸氢盐，碳酸氢盐，碳酸。

三、选择题

1. C　2 . C　3 . C　4 . C　5 . A　6 . C　7 . A　8. B　9. C　10. D

第六单元　有机化合物概述

二、填空题

1. 碳，氢，氧，氮
2. 易燃烧，熔点低，难溶于水，易溶于有机溶剂，稳定性差，反应速度比较慢，反应产物复杂，普遍存在同分异构现象
3. 开链化合物，闭链化合物
4. 碳碳单键，碳碳双键，碳碳叁键

三、选择题

1. C　2. D　3. D　4. C　5. A

第七单元　烃

二、填空题

1. C_nH_{2n+2}，单
2. 烯烃，碳碳叁键，乙烯（C_2H_4），乙炔（C_2H_2）
3. C_nH_{2n-6}（$n \geqslant 6$），C_6H_6

三、选择题

1. D　2. C　3. B　4. B　5. D　6. C　7. C　8. A

四、命名或写出下列化合物结构式

（1）2,4,4 - 三甲基己烷　　（2）甲苯
（3）环己烷　　（4）2 - 甲基 - 2 - 丁烯
（5）4 - 甲基 - 2 - 戊烯　　（6）4 - 甲基 - 1 - 己炔

(7) 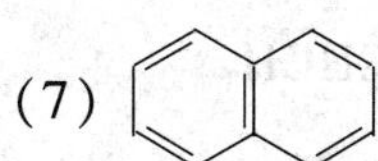

(8) CH_3 CH_3 CH_3

(9) $CH_3—CH—CH—CH_2—CH_3$

$\quad\quad\quad\quad | \quad\quad |$

$\quad\quad\quad CH_3 \; CH_3$

(10) $CH_3—C≡C—CH—CH_3$

$\quad\quad\quad\quad\quad\quad\quad\quad |$

$\quad\quad\quad\quad\quad\quad\quad CH_3$

五、写出化学方程式

$C_4H_{10} + O_2 \xrightarrow{点燃} CO_2 + H_2O$

第八单元　醇、酚和醚

一、选择题

1. D　2. B　3. D　4. B　5. D　6. D

二、填空题

1. α，α氢原子，容易，难以
2. 乙醚，乙烯
3. 石炭酸，无色，氧化，红色，杀菌，消毒剂和防腐剂
4. 醛、酮

三、写出下列化合物的名称

1. 异丙醇　　2. 1，3－丁二醇
3. 1－环已基乙醇　　4. 对苯二酚
5. 邻甲酚　　6. 均苯三酚

四、写出下列化合物的结构式

1. CH_3CH_2OH　　2. $CH_2OH—CHOH—CH_2OH$
3. $CH_3CH_2OCH_2CH_3$　　4. C_6H_5OH

第九单元　醛、酮和羧酸

二、填空题

1. C_3H_6O，CH_3CH_2CHO，C_3H_6O，$CH_3\overset{\overset{O}{\|}}{C}CH_3$，同分异构体
2. HCHO，易，福尔马林
3. 蚁醛，蚁酸，醋酸，安息香酸

三、选择题

1. C　2. D　3. B　4. A　5. C　6. C

四、命名或写结构式

1. 3,4－二甲基－2－乙基戊醛　　2. 3,4－二甲基－2－戊酮
3. 2,4－二甲基－2－苯基戊醛　　4. 2,2,4－三甲基己酸

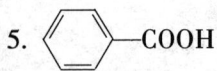

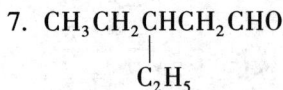

5. C_6H_5-COOH

6. $CH_3C(=O)CH(C_2H_5)CH(CH_3)CH_3$

7. $CH_3CH_2CH(C_2H_5)CH_2CHO$

8. $CH_3CH(CH_3)CH(CH_2CH_3)CH(C_6H_5)CH(CH_3)COOH$

第十单元　酯和油脂

二、填空题

1. 酰，烃氧
2. 油，脂肪
3. 液，固
4. 甘油，高级脂肪酸

三、选择题

1. D　2. A　3. B　4. D　5. D

四、命名下列化合物

1. 丙酸甲酯
2. 乙酸丙酯
3. 苯甲酸乙酯
4. 乙酸苯酯

第十一单元　糖类

二、填空题

1. 多羟基醛，多羟基酮及其脱水缩合物；C，H，O
2. 强心，利尿；解毒，血液中的葡萄糖；3.9 ~ 6.1mmol/L
3. 醛，酮
4. 葡萄，葡萄

三、选择题

1. C　2. A　3. B　4. A　5. B　6. D　7. C　8. B

第十二单元　氨基酸和蛋白质

二、填空题

1. $R-C(NH_2)(H)-COOH$
2. 16%
3. α－螺旋，β－折叠，β－转角，不规则卷曲
4. 单纯蛋白质，结合蛋白质
5. 碳、氢、氧、氮

三、选择题

1. A　2. E　3. A　4. C　5. C　6. D　7. E　8. B

参考文献

[1] 刁凤兰．无机化学［M］．北京：人民卫生出版社，2002.
[2] 张少云、李峰．无机化学［M］．北京：科学出版社，2003.
[3] 丁秋玲．无机化学［M］．北京：人民卫生出版社，2008.
[4] 石宝钰．无机与分析化学基础［M］．北京：人民卫生出版社，2008.
[5] 杨艳杰．化学［M］．北京：人民卫生出版社，2011.
[6] 黄刚．医用化学基础［M］．第2版．北京：人民卫生出版社，2008.
[7] 杨艳杰、彭裕红．医用化学［M］．西安：第四军医大学出版社，2010.
[8] 綦旭良．化学［M］．北京：科学出版社，2010.
[9] 牛彦辉．化学［M］．北京：人民卫生出版社，2006.
[10] 刘斌．医用化学［M］．北京：高等教育出版社，2004.
[11] 张锦楠．化学［M］．北京：人民卫生出版社，2003.